SECOURISME
EN MILIEU DE TRAVAIL

Quatrième édition

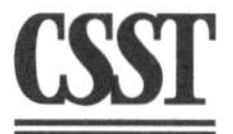

Commission
de la santé
et de la sécurité
du travail

Données de catalogage avant publication (Canada)
Harvey, Lorraine
Secourisme en milieu de travail
ISBN 2-7625-8616-X
1. Premiers soins. 2. Travailleurs - Soins médicaux.
3. Travail. Accidents. I. Titre.
RC88.9.15H37 1996 616.02'52'0883317 C96-941310-6

Publication réalisée par
la Commission de la santé et de la sécurité du travail

Édition produite par
Les éditions Héritage inc.
300, rue Arran, Saint-Lambert
(Québec) J4R 1K5
Téléphone : (514) 875-0327
Télécopieur : (514) 672-1481
Courrier électronique : heritage@mlink. net

Révision du contenu et rédaction
Liette St-Pierre, Ph.D.Éd., t.a., Miguel Leblanc, inf., t.a., Jean Pellerin, t.a., Jules Turcot, Ph.D. et Natalie Rosebush

Révision linguistique
Translatex communications + et Lucie Duhamel, CSST

Direction artistique
Suzanne Verge, CSST

Production
Direction des communications, CSST

Éditique
Brigitte Lesard, CSST

Édition électronique
Smash design

Illustrations
Andrée Charron, Ronald DuRepos

1re édition : octobre 1985
2e édition : mai 1989
3e édition : août 1991

Dépôt légal – Bibliothèque nationale du Canada
Bibliothèque nationale du Québec, 1996
ISBN 2-7625-8616-X

Avant-propos

La Commission de la santé et de la sécurité du travail (CSST), en vertu de son mandat, est responsable de l'application des lois et des règlements qui ont trait à la santé et à la sécurité du travail. Le *Règlement sur les normes minimales de premiers secours et de premiers soins*[1] est un de ceux-là.

Ce règlement exige que l'employeur d'un établissement et le maître d'œuvre d'un chantier de construction assurent un service efficace de premiers secours et la présence constante, durant les heures de travail, d'un nombre minimal de secouristes. Ce règlement prévoit aussi les circonstances où du personnel infirmier doit assurer des services de premiers soins. Les secours et les soins se distinguent par le fait que les premiers sont donnés par des secouristes et les seconds, par un personnel spécialisé : infirmières, médecins ou autres.

Nous ne retenons cependant, dans le présent manuel, que les aspects touchant les premiers secours. Le manuel est donc destiné aux secouristes afin de leur faciliter l'acquisition des connaissances nécessaires pour répondre aux besoins de divers milieux, surtout de leur propre milieu de travail, et de les soutenir dans leur action quotidienne.

L'intervention des secouristes en milieu de travail se situe dans un contexte global d'accès à des services ambulanciers sur la quasi-totalité du territoire habité du Québec. La fonction du secouriste consiste donc à faire les gestes essentiels pour sauver la vie de la personne blessée, empêcher l'aggravation de ses blessures et la réconforter, puis à passer le relais aussitôt que possible afin que la victime reçoive, dans les plus brefs délais, tous les soins spécialisés que son état exige.

---

1. Voir Annexe I : *Règlement sur les normes minimales de premiers secours et de premiers soins.*

Dans la première édition du manuel, nous voulions expliquer, avec le plus de précision possible, la nature du travail du secouriste selon les blessures ou problèmes qui peuvent survenir en milieu de travail. Ainsi, nous souhaitions faciliter l'apprentissage et la mise à jour des notions de secourisme de manière à nous assurer de la qualité constante des interventions.

Puis la deuxième édition a paru revue et corrigée pour tenir compte de l'évolution des techniques et de leurs applications ainsi que des nouvelles normes en matière de réanimation cardio-respiratoire. Dans la troisième édition, nous avons ajouté un chapitre dont l'objectif principal est de faire le point sur les risques de contracter le sida ou toute autre maladie infectieuse lors d'une intervention. On y décrit également les moyens de prévention qui existent.

Enfin, dans cette quatrième édition, nous avons non seulement mis à jour les techniques et les normes, nous avons aussi revu la matière et la présentation graphique du manuel dans le but de faciliter la tâche du secouriste. De plus, nous avons situé l'intervention du secouriste en milieu de travail dans le cadre des principes de la chaîne des interventions préhospitalières. Cette révision a été faite en collaboration avec différents intervenants dans le milieu, dont des secouristes.

Puisse ce document appuyer la formation et l'action des secouristes en milieu de travail et procurer à ceux et celles qui feront appel à eux toute l'assistance nécessaire en cas d'accident.

Remerciements

Pour la présente édition, nous tenons à remercier, outre les personnes qui ont d'une façon ou d'une autre collaboré aux éditions précédentes, toutes celles qui, par leurs commentaires ou suggestions, nous ont permis de mettre à jour *Secourisme en milieu de travail.*

Nous remercions le Collège Ahuntsic et plus particulièrement Liette St-Pierre, Ph.D.Éd., chargée de projet, et Rodrigue Rouleau, conseiller en formation, qui ont revu l'ensemble des chapitres du manuel.

Merci également aux participants et participantes de la table des spécialistes qui ont collaboré activement à la révision du manuel, notamment :

- Dr Pierre Fréchette, Hôpital de l'Enfant-Jésus, Québec
- Michel Vaillant, Fondation des maladies du cœur
- Dr Jules Turcot, CSST
- Francine Cliche, Régie régionale de la santé et des services sociaux de l'Estrie
- Jean Pellerin, Ambulance SAMU
- Michèle Mainguy, Secourisme PME Québec
- Brigitte Laflamme, CSST
- Natalie Rosebush, CSST
- Guy Roberge, CSST
- Michèle Mercier, Société canadienne de la Croix-Rouge
- Françoise Filteau, Société canadienne de la Croix-Rouge
- Lilianne Bertrand, Fondation des maladies du cœur du Québec
- France Senay, Fondation des maladies du cœur du Québec
- Pierre Savard, Daishowa inc.
- Serge Auger, Lauralco Québec inc.
- Rose-Marie Béliveau, CLSC Octave-Roussin
- Nancy Pigeon, Lauralco Québec inc.
- Denis Leblanc, Mil Davie inc.
- Rémi Durand, Lauralco Québec inc.
- Liliane Goulet, GTL-Éducation
- Lucie Michon, ministère de l'Éducation, et
- l'Ambulance Saint-Jean.

Nos remerciements s'adressent aussi à Mes André Caron et Pierre Arguin de la CSST pour leur collaboration sur le plan juridique et, pour le chapitre sur les maladies transmissibles par le sang, aux Dres Sylvie Venne (Santé publique - Maisonneuve-Rosemont), Élise Roy (Direction de la santé publique UOT - maladies infectieuses) et Danielle Auger (Centre québécois de coordination sur le sida).

Table des matières

Introduction

Comment utiliser ce manuel

Le présent manuel constitue l'instrument de base de la formation et de l'action des secouristes en milieu de travail.

On devient secouriste en suivant le cours de secourisme en milieu de travail donné par un organisme reconnu par la CSST. Ce cours, d'une durée de 16 heures, permet de maîtriser quelques techniques élémentaires dont la réanimation, le dégagement des voies respiratoires, le contrôle d'hémorragie, la stabilisation et l'immobilisation des fractures. Il prépare aussi le secouriste à agir avec une efficacité accrue dans son propre milieu de travail.

Le manuel couvre l'ensemble des techniques permettant aux secouristes d'intervenir dans la majorité des cas. Toutefois, les journées de formation ne suffisent pas pour traiter de manière exhaustive la totalité des sujets. Certaines matières nécessitent une formation complémentaire, par exemple les intoxications causées par certaines substances toxiques spécifiques. D'autres problèmes particuliers pouvant se trouver dans le milieu de travail peuvent nécessiter quant à eux une formation supplémentaire, entre autres les problèmes reliés à la plongée et au transport des matières dangereuses (classification SIMDUT).

Le secouriste doit donc
- terminer la lecture de son manuel après la session de formation;
- le relire périodiquement afin de tenir à jour ses connaissances et de pouvoir y trouver rapidement les différents sujets abordés;
- le consulter en cas de doute quant à la nature des gestes à faire dans les situations d'urgence.

La matière y est présentée de manière simple. Après une courte description de la blessure ou du problème suivent les **Signes et symptômes** permettant d'en déterminer la nature. Précisons que les signes énumérés ne se manifestent pas toujours tous à la fois, qu'un ou plusieurs peuvent être présents en cas de lésion, qu'ils peuvent aussi être progressifs à mesure que l'état de la personne s'aggrave. Généralement, les signes et symptômes les plus directement liés à la lésion ou au problème sont mentionnés en premier lieu.

Après l'énumération des signes et symptômes, la partie **Quoi faire ?** décrit les secours à donner ou les techniques à appliquer selon la blessure ou le problème qui se présente.

La description des différentes techniques s'accompagne parfois de **Mises en garde** qui préviennent le secouriste contre des erreurs et de fausses manœuvres ou qui, tout simplement, signalent à son attention les précautions à prendre selon le cas.

Principes d'action

Dans son milieu de travail, le secouriste est le premier appelé à fournir une aide immédiate à la personne blessée, qu'elle soit atteinte gravement ou non. Son intervention est donc déterminante. Il doit en effet évaluer très rapidement la gravité de l'état de la personne afin d'alerter ou de faire alerter le personnel compétent dans les plus brefs délais, si nécessaire, et de porter secours sur-le-champ. Comme les connaissances, les moyens et le temps dont il dispose sont limités, il doit respecter des principes d'action très stricts. Le secouriste en milieu de travail fait partie des personnes désignées sous l'appellation de **premiers intervenants**[2]. Les premiers intervenants représentent la ou les personnes qui se trouvent circonstanciellement sur les lieux d'un événement et qui prêtent secours aux victimes. Comme le mentionne le *Guide de formation des premiers répondants*[3],

---

2. *Chaque minute compte !* Services hospitaliers d'urgence au Québec, ministère de la Santé et des Services sociaux, Québec 1995.

3. Services hospitaliers d'urgence au Québec, ministère de la Santé et des Services sociaux, Québec 1992.

le dispositif préhospitalier d'urgence considère l'intervention du grand public, souvent premier sur la scène des événements, comme le palier initial d'intervention en cas d'urgence. Les secouristes en milieu de travail font partie de ce palier. Viennent ensuite les **premiers répondants** (dans les endroits où le personnel est formé), les techniciens ambulanciers et dans certains cas particuliers, l'**intervention médicale spécialisée** (médecins).

Cette forme d'intervention par paliers a pour but une approche rapide, une compression des délais et la continuité des soins.

La chaîne des interventions préhospitalières

L'intervention des secouristes en milieu de travail peut permettre de sauver la vie d'une personne et de donner les secours appropriés, tout en attendant l'arrivée des autres agents de la chaîne d'intervention préhospitalière.

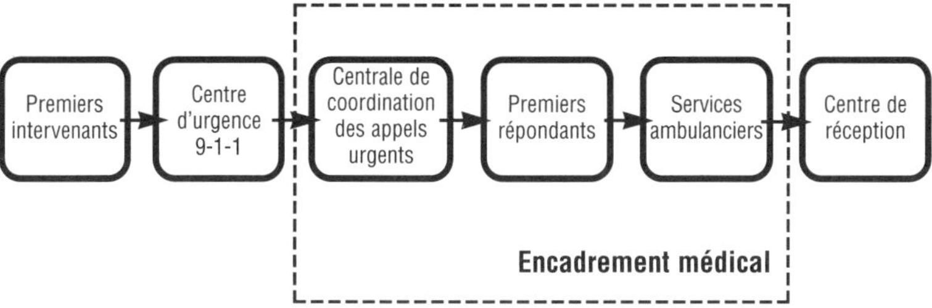

Le rôle du secouriste se rapporte à l'importance de faire les gestes nécessaires pour sauver la vie d'une victime, pour empêcher l'aggravation de ses blessures et la réconforter. Le secouriste en milieu de travail doit aussi accorder une extrême importance à la prévention des accidents dans son milieu. **La prévention restera toujours le moyen le moins coûteux de conserver un milieu de travail sain de même que des travailleurs en santé**.

Responsabilités des secouristes au Québec

L'encadrement juridique du secourisme

Le droit au secours

La *Charte des droits et libertés de la personne du Québec*[4] établit le droit au secours d'une personne dont la vie est en péril. L'article 2 énonce :

« Tout être humain dont la vie est en péril a droit au secours. Toute personne doit porter secours à celui dont la vie est en péril, personnellement ou en obtenant du secours, en lui apportant l'aide physique nécessaire et immédiate, à moins d'un risque pour elle ou pour les tiers ou d'un autre motif raisonnable. »

Cet article consacre une obligation légale de porter secours à toute personne dont la vie est en péril. Cette obligation est tempérée par le fait que la vie de la victime doit être en péril pour se prévaloir de ce droit. De plus, le secouriste pourra se soustraire à cette obligation en prouvant qu'il y avait un risque pour lui, pour les tiers, ou en invoquant un autre motif raisonnable. Dans le but de promouvoir le droit au secours, l'article 2 de la *Charte québécoise* est soutenu par le *Code civil du Québec*[5] qui, par son article 1471, déresponsabilise l'action du secouriste. Toute ambiguïté quant à l'évaluation de la responsabilité d'un secouriste ou de son obligation de porter secours s'interprétera en faveur du respect du droit à la vie consacré à l'article premier de la *Charte des droits et libertés de la personne du Québec*.

« Art. 1 Tout être humain a droit à la vie, ainsi qu'à la sûreté, à l'intégrité et à la liberté de sa personne... »

4. L.R.Q., c. C-12.
5. C.C.Q.

La responsabilité du secouriste

Dans une société libre et démocratique, chaque citoyen se doit de faire primer le droit à la vie. Ainsi, celui-ci conservera son statut de droit prééminent assurant la sécurité en société dont tout citoyen devrait bénéficier. De plus, l'omission de porter secours lorsque la vie ou la sécurité d'autrui est en danger est sanctionnée par le *Code criminel*[6]. Ayant une obligation de secours, le secouriste devra s'exécuter devant une personne en danger, soit en lui portant secours, soit en obtenant du secours.

De plus, le *Code civil du Québec* énonce deux principes de responsabilité générale applicables à toute personne. D'abord, toute personne est responsable du dommage causé à autrui par sa faute[7]. Deuxième principe bien reconnu par les tribunaux : l'employeur est responsable du dommage causé par la faute de ses employés[8]. De ces principes, il faut retenir que le secouriste est responsable des gestes de sa prestation de secouriste. Donc, il peut être poursuivi par la victime. Pour éviter les actions en justice non justifiées, le législateur a introduit dans le *Code civil du Québec* une disposition qui exonère le secouriste de toute responsabilité, sauf s'il commet une faute lourde ou intentionnelle. Ce principe se retrouve à l'article 1471 qui énonce :

« La personne qui porte secours à autrui ou qui, dans un but désintéressé, dispose gratuitement de biens au profit d'autrui, est exonérée de toute responsabilité pour le préjudice qui peut en résulter, à moins que ce préjudice ne soit dû à sa faute intentionnelle ou à sa faute lourde. »

6. C.Cr., art. 219.
7. C.C.Q., art. 1457.
8. C.C.Q., art. 1463.

Cet article de droit nouveau visant à favoriser le civisme, de même que certains actes socialement bénéfiques tels les interventions de secourisme, sera la défense à une poursuite contre un secouriste au Québec. **Le secouriste pourra être poursuivi, mais il sera exonéré, sauf s'il commet une faute lourde ou intentionnelle.**

En conclusion, un secouriste pourra être poursuivi, mais il est peu probable qu'on engage sa responsabilité.

De plus, s'il est en milieu de travail, l'article 442 de la *Loi sur les accidents du travail et les maladies professionnelles*[9] (LATMP) interdit une poursuite contre le secouriste. Le principe énoncé dans cet article de la LATMP fait en sorte qu'un travailleur victime d'une lésion professionnelle ne peut intenter une action en responsabilité civile contre un travailleur ou un mandataire d'un employeur. L'article 442 stipule :

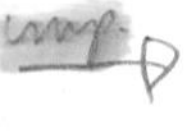

« Un bénéficiaire ne peut intenter une action en responsabilité civile, en raison de sa lésion professionnelle, contre un travailleur ou un mandataire d'un employeur assujetti à la présente loi pour une faute commise dans l'exercice de ses fonctions; sauf s'il s'agit d'un professionnel de la santé responsable d'une lésion professionnelle visée dans l'article 31. »

Le secouriste en milieu de travail, lorsqu'il porte secours à un travailleur, ne pourra être poursuivi, car il est le mandataire de l'employeur lorsqu'il porte assistance.

Les articles 1g), 2 et 3 de la *Loi visant à favoriser le civisme au Québec*[10] énoncent :

« 1g) « sauveteur » : celui qui, bénévolement, porte secours s'il a un motif raisonnable de croire que la vie ou l'intégrité physique d'une personne est en danger.

9. L.R.Q., c. A-3.001.
10. L.R.Q., c. C-20.

« 2. Un sauveteur qui subit un préjudice ou, s'il en décède, une personne à charge peut obtenir une prestation de la Commission.

« 3. Un sauveteur doit présenter à la Commission une demande écrite dans l'année de la survenance du préjudice; dans le cas d'une personne à charge, cette demande doit être présentée dans l'année du décès du sauveteur; dans le cas de la personne visée dans le deuxième alinéa de l'article 2, la demande doit être présentée dans l'année du paiement.

« Le réclamant qui ne formule pas la demande dans le délai prescrit est réputé avoir renoncé à la prestation. »

En outre, la *Loi visant à favoriser le civisme au Québec* octroie une indemnité pour les dommages corporels ou matériels subis lors d'un sauvetage bénévole (ex. le secouriste s'est blessé, le secouriste a endommagé une couverture, un vêtement, etc.). Cette réclamation doit se faire au bureau de la Commission de la santé et de la sécurité du travail de la région qu'habite le secouriste et ce, dans l'année qui suit le dommage. Retenons qu'il serait difficile de soutenir que le secouriste en milieu de travail agit de façon bénévole. Donc, sauf un cas exceptionnel, les dispositions de la *Loi visant à favoriser le civisme au Québec* ne s'appliquent pas à l'action du secouriste en milieu de travail.

Le matériel de secourisme

Le secouriste pourra compter dans son action sur du matériel spécialisé, tel qu'une trousse de premiers secours, une planche dorsale, un collier cervical. Il est de la responsabilité commune du secouriste et de l'employeur qui met du matériel à la disposition de ses secouristes, de s'assurer que ces derniers en connaissent le fonctionnement et les mises en garde appropriées.

Dans certaines circonstances très particulières, lorsque la vie d'une victime est en danger, le secouriste pourra utiliser du matériel plus spécialisé, tel que de l'oxygène ou un médicament injectable (p. ex. l'adrénaline). C'est l'urgence de la situation qui le déterminera. Dans ce cas, l'employeur est responsable de la formation sur l'usage du matériel nécessaire. L'employeur devra s'assurer que ses secouristes connaissent le mode d'emploi et les contre-indications. Les appareils à mécanisme automatique sont à privilégier afin de simplifier la tâche du secouriste. Devant une situation d'urgence réelle et immédiate, rien ne peut restreindre le droit de toute personne de recevoir les soins qu'exige son état[11].

11. Règlement sur les actes visés à l'article 31 de la *Loi médicale*, M-9, r.1.1.

Chapitre 1

Plan général d’intervention en cas d’urgence

Scene : Quoi = Qu'est qui s'est passé
→ problème médicales
→ sa position // segments.
→ Etat de conscience
non / oui

STOP
Think
OBSERVE
PLAN

DANGERS
moi
victime
non ou oui
→ éliminer le problème
→ 911, ou aide
→ Déplacer la personne.

1. Etat de conscience ← conscient / inconscient
911
2. Respiration 5 sec min
3. Pouls 10 sec
4. Saignement

Chapitre 1

Plan général d'intervention en cas d'urgence

Le secouriste doit intervenir selon un plan qui comporte trois étapes :

P rotéger le secouriste et la victime;

Alerter l'aide nécessaire; 911

S ecourir la victime en respectant les priorités.

Protéger

Évaluer la situation

- Déterminer s'il y a des risques liés à la nature des lieux;
- Déterminer s'il y a des risques pour le secouriste, la victime et l'entourage (explosion, incendie, effondrement, intoxication, électrocution, exposition à des températures extrêmes);
- Craindre les espaces confinés ou restreints (fond d'un puits, d'un réservoir, etc.) ainsi que tout lieu où il y a risque d'intoxication pour le secouriste.

Sécuriser les lieux

- Penser à se protéger avant de secourir la personne blessée;
- S'assurer de la qualité de l'air en tout temps et se munir de l'équipement de protection respiratoire ou de tout équipement de protection approprié avant d'intervenir;
- S'il y a risque pour la victime, l'évacuer avant de l'examiner;
- En présence de dangers persistants, alerter les services publics de police ou des incendies[12].

12. Voir annexe II, Situations où les pompiers professionnels interviennent.

Demander l'aide de son entourage

Alerter les responsables de la sécurité ou les autres secouristes en place.

Communiquer avec les services d'urgence

Le secouriste doit rester auprès de la personne blessée et désigner quelqu'un de l'entourage pour appeler les services d'urgence. S'il est seul, le secouriste s'assure que la situation est maîtrisée avant d'aller téléphoner ou de chercher du secours, sauf si la victime est en arrêt cardio-respiratoire (*voir chapitre 4*).

Fournir les informations suivantes :

- nom et adresse de l'établissement (donner un point de repère géographique, par exemple au coin de la rue X, et indiquer les voies d'accès);
- nom et numéro de téléphone de la personne qui appelle (les services d'urgence pourront rappeler si des renseignements supplémentaires sont nécessaires);
- endroit précis où se trouve la ou les personnes blessées dans l'établissement;
- nombre des blessés;
- brève description de la situation;
- circonstances de l'accident (décrire brièvement);
- s'il y a lieu, difficultés qui risquent de retarder l'évacuation.

Laisser l'interlocuteur raccrocher le premier afin de s'assurer qu'il n'a plus rien à demander.

Faire en sorte que les techniciens ambulanciers ne perdent pas de temps à trouver l'endroit où se trouve la personne accidentée.

Envoyer quelqu'un à l'entrée des lieux afin d'indiquer le trajet à suivre.

S'assurer que le numéro de téléphone des services d'urgence est affiché près du téléphone.

Secourir la victime en respectant les priorités

Cette étape du plan d'intervention comprend la prise de décision relativement à la manière d'approcher la victime à secourir. Les interventions du secouriste doivent tenir compte de l'endroit où se trouve la victime (dans l'eau, dans un local enfumé, près d'une source d'origine électrique, dans un lieu exigu). Le secouriste ne doit pas oublier d'assurer sa protection (porter l'équipement approprié si nécessaire, suivre les consignes de sécurité en tout temps) et celle de la victime.

Lorsque le secouriste peut en toute sécurité intervenir auprès d'une victime, il doit le faire en respectant les priorités. Le secouriste fait d'abord l'évaluation primaire, et traite les problèmes décelés lors de cette évaluation. Ensuite il doit faire l'évaluation secondaire et traiter les problèmes décelés au cours de cette évaluation. La stabilisation de la victime de même que son transport, s'il y a lieu, sont les interventions qui terminent cette étape.

1 Évaluation primaire

2 Réanimation

3 Évaluation secondaire

4 Stabilisation

5 Préparation au transport

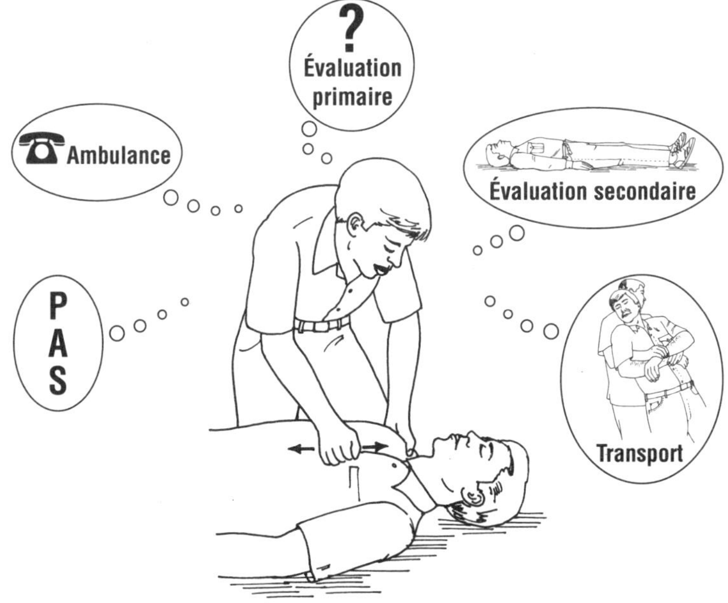

1 Évaluation primaire

L'évaluation primaire consiste à reconnaître immédiatement tous les signes de défaillance qui mettent la vie de la victime en danger immédiat :

A Obstruction des voies respiratoires (aération)

B Arrêt respiratoire (respiration)

C Arrêt cardiaque (circulation)

Hémorragie

État de choc

L'évaluation primaire se fait dans tous les cas de traumatismes et de problèmes d'ordre médical. Elle permet d'établir une priorité dans les secours à donner. Cette évaluation a pour but de reconnaître le plus rapidement possible l'existence d'une détresse vitale, conséquence de la défaillance d'un des trois principaux systèmes :

- le système nerveux;
- le système respiratoire;
- le système cardio-vasculaire.

Triangle de vie

On appelle triangle de vie l'ensemble de ces trois systèmes. Si l'un d'eux est défaillant ou cesse de fonctionner, l'état de la victime peut se détériorer très rapidement... jusqu'à la mort. Il faut donc savoir reconnaître immédiatement les signes de défaillance des trois systèmes afin d'agir efficacement avant qu'il ne soit trop tard.

L'ordre dans lequel se fait la recherche de défaillance est bien codifié :

L' = vérification de l'état de conscience
A = vérification des voies respiratoires
B = vérification de la respiration
C = vérification de la circulation.

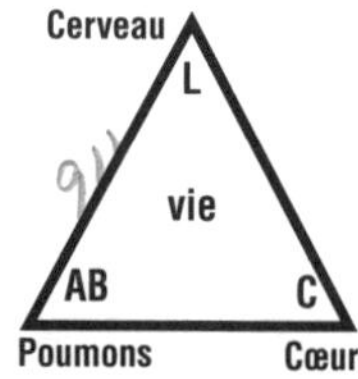

Les gestes à exécuter doivent l'être de façon continue. Pour gagner du temps, il faut que le secouriste se place correctement par rapport à la victime; il doit avoir accès à la tête où se regroupe l'essentiel des informations à recueillir. Après avoir interpellé la victime, c'est-à-dire **vérifié son état de conscience**, le secouriste doit apprécier successivement l'état des trois fonctions vitales : **aération, respiration, circulation**. À la suite de cette **évaluation primaire**, le secouriste doit intervenir.

Les étapes de l'évaluation primaire

Vérification de l'état de conscience

Avant de commencer l'évaluation primaire, le secouriste doit vérifier l'état de conscience en recherchant quatre réactions chez la victime.

- Elle est alerte.
- Elle réagit à la voix.
- Elle réagit à la douleur.
- Elle est inconsciente.

La première étape consiste à se présenter et à offrir de l'aide à la victime. **Le secouriste doit poser à voix haute et claire des questions simples** (« Avez-vous besoin d'aide ? M'entendez-vous ? Que vous est-il arrivé ? »). Il peut aussi prendre la main de la victime et lui demander des choses faciles comme, par exemple, serrer la main, ouvrir les yeux. S'il y a possibilité de traumatisme, dire à la victime de ne pas bouger pour ne pas aggraver ses blessures.

Après avoir stimulé verbalement la victime, le secouriste peut pratiquer une stimulation douloureuse qui peut provoquer une réaction d'éveil. Cette stimulation peut se faire en **pinçant les épaules** (trapèzes) ou en **frottant le sternum** avec les jointures. Le retour à la conscience est possible, mais le plus souvent, une simple mimique faciale douloureuse peut apparaître.

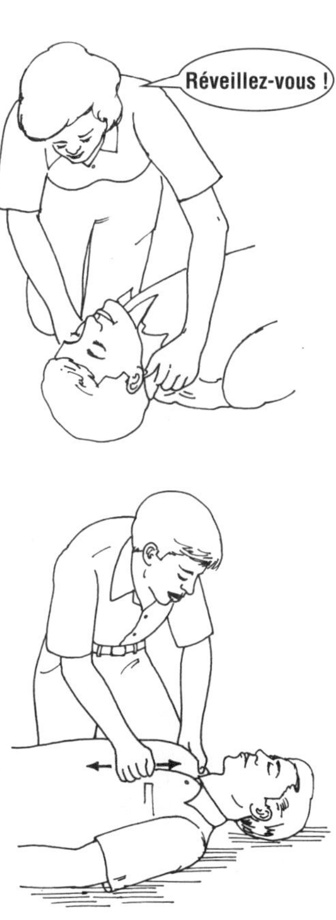

L'altération de la conscience place la victime dans un état de dépendance totale ou partielle. La victime se trouve alors sans défense contre un milieu hostile (eau, froid, fumée, etc.) ou contre les réactions de son propre corps (vomissements, saignements, etc.).

L'inconscience exige le contrôle des voies respiratoires supérieures, principalement à cause de l'affaissement de la langue bloquant l'entrée de la trachée, qui a comme résultat une détresse respiratoire ou un arrêt respiratoire. **La langue est la première cause d'obstruction des voies respiratoires** chez la victime inconsciente.

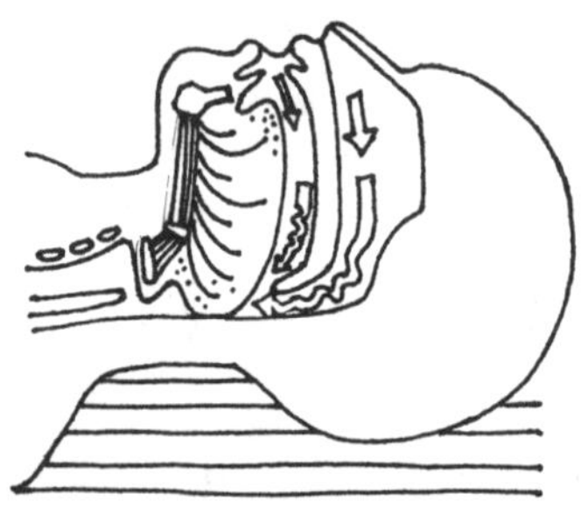

Le secouriste doit prévoir la réaction de la victime par suite d'un vomissement alors que les réflexes sont diminués et les risques d'aspiration dans les poumons sont très grands. Il lui faut être attentif, car il est possible que la victime ne puisse recracher ses sécrétions et qu'elle les aspire ou qu'elle aspire les corps étrangers dans sa bouche. Le secouriste doit donc placer la victime en **position latérale de sécurité** (*voir page 38*). Cette position facilite le drainage de la bouche chez la victime qui respire d'elle-même.

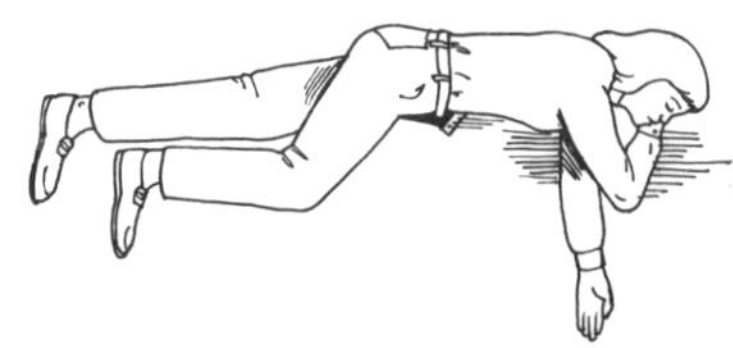

Examiner la personne avant de la déplacer, sauf si les lieux présentent une menace pour sa vie.

Mise en garde

Le secouriste devrait surveiller toute situation ou indices permettant de soupçonner la présence de blessure à la colonne vertébrale.

Chez la personne inconsciente, l'obstruction des voies respiratoires est fréquemment due au fait que le muscle de la langue s'affaisse au fond de la gorge, et ainsi nuit au passage de l'air. **Le simple fait d'ouvrir les voies respiratoires de la manière décrite ci-dessous suffira souvent à rétablir une respiration spontanée**.

D'autre part, afin de pratiquer efficacement la respiration artificielle, le secouriste doit s'assurer que l'air insufflé parvienne aux poumons. Aussi doit-il veiller à ce que les voies respiratoires supérieures restent complètement libres.

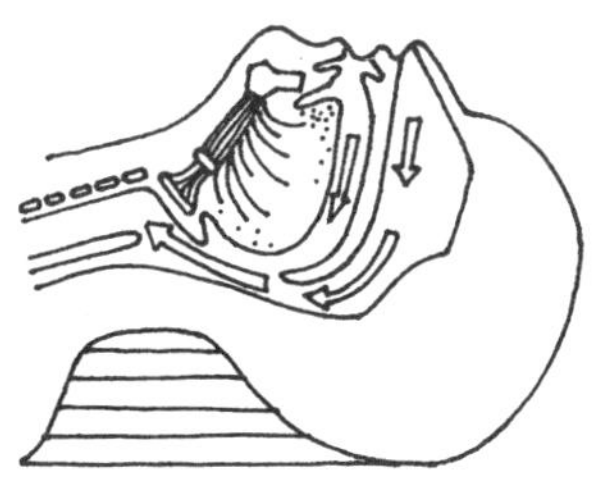

Ouverture des voies respiratoires d'une personne qui ne présente pas de risque de fracture de la colonne

Chaque geste doit être fait avec toute la prudence nécessaire.

QUOI FAIRE ?

Ouvrir les voies respiratoires en renversant la tête de la personne vers l'arrière, en appuyant d'une main sur le front et en soulevant le menton avec les doigts de l'autre main.

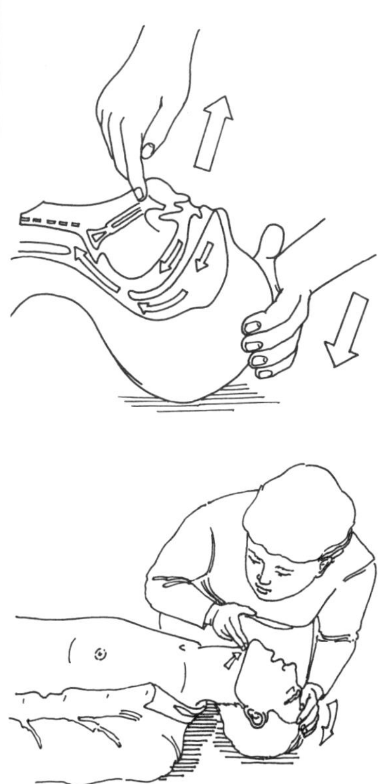

Ouverture des voies respiratoires d'une personne qui présente un risque de fracture de la colonne

Toutes les précautions doivent être prises afin de ne pas aggraver l'état de la personne.

QUOI FAIRE ?

❶ Si ce n'est déjà fait, étendre la personne sur le dos, sur une surface rigide et plane. Procéder de la manière suivante : en veillant à soutenir la tête et le cou continuellement, déplacer la tête et le tronc d'un seul bloc, sans torsion, en évitant les mouvements brusques afin de retourner la personne sur le dos.

❷ Ouvrir les voies respiratoires en soulevant la mâchoire (traction mandibulaire).

Pour ce faire :

❸ Se placer à la tête de la personne dans un angle de 0° à 45°.

❹ Soulever la mâchoire et la remonter vers le haut, en ligne droite, et sans bouger la tête qui doit rester dans l'axe du tronc.

❺ Saisir la mâchoire inférieure à l'aide des doigts et tenir la bouche ouverte en retenant la lèvre inférieure avec les pouces.

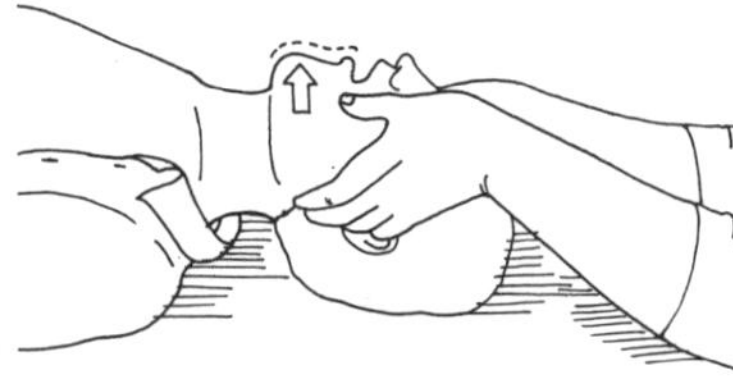

Mise en garde

Il ne faut toutefois pas oublier que le souci de dégager les voies respiratoires prime la crainte d'un traumatisme cervical.

Cette étape est un complément de la manœuvre précédente (ouverture des voies respiratoires). Le secouriste doit maintenant vérifier la respiration. Cette vérification doit prendre de 3 à 5 secondes.

QUOI FAIRE ?

Si la victime est inconsciente, le secouriste doit

❶ Regarder si la poitrine se soulève.

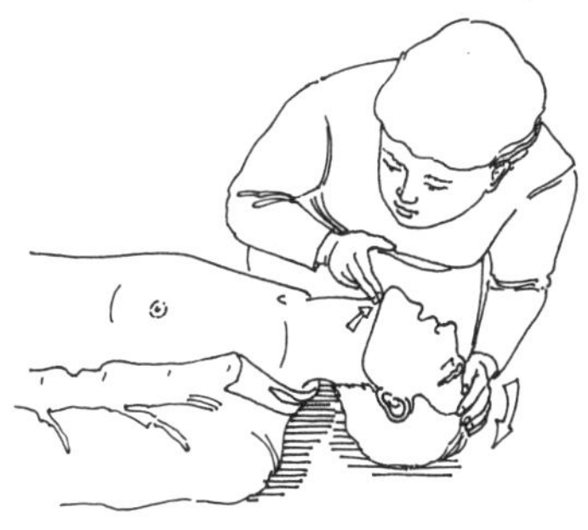

❷ Écouter le bruit de la respiration.

❸ Sentir le souffle de la victime sur sa joue.

❹ Si elle respire, la placer en position latérale de sécurité.

❺ Si la respiration est absente, pratiquer la respiration artificielle en utilisant la méthode du bouche-à-bouche, du bouche-à-nez ou du bouche-à-masque.

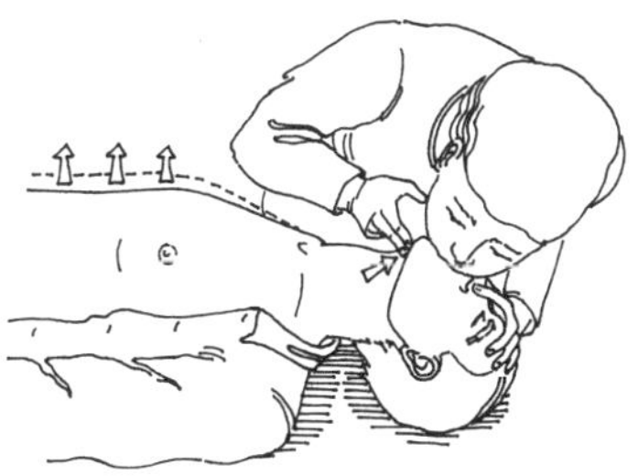

Bouche-à-bouche

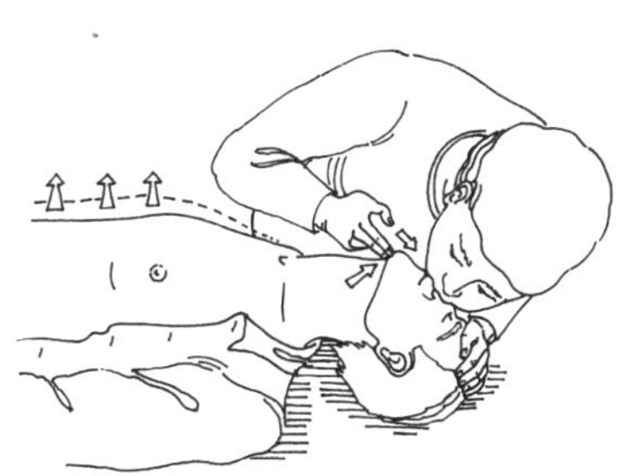

Bouche-à-nez

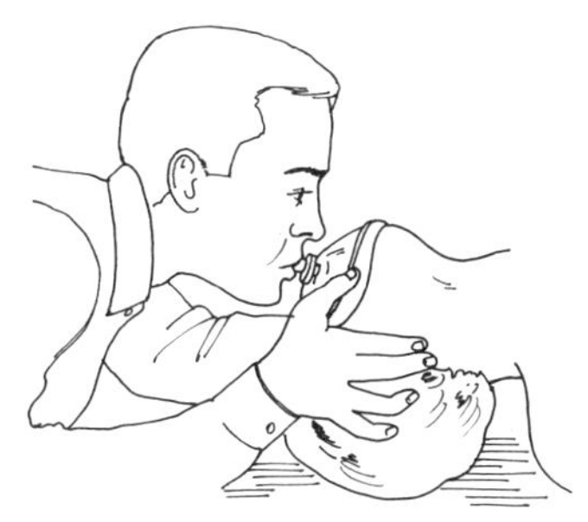

Bouche-à-masque

Si la victime est consciente, le secouriste peut évaluer la circulation en prenant le pouls au poignet (radial). Si le pouls radial n'est pas perceptible, il doit tenter d'évaluer le pouls carotidien. Si la personne est inconsciente, il doit prendre le pouls carotidien pendant 5 à 10 secondes.

QUOI FAIRE ?

Le secouriste peut prendre le pouls carotidien de la façon suivante :

❶ Immobiliser la tête de la victime d'une main.

❷ En se servant du majeur et de l'index de l'autre main, trouver la pomme d'Adam (la bosse au milieu de la gorge).

❸ Glisser les doigts dans le creux près de la pomme d'Adam, du côté le plus près de soi.

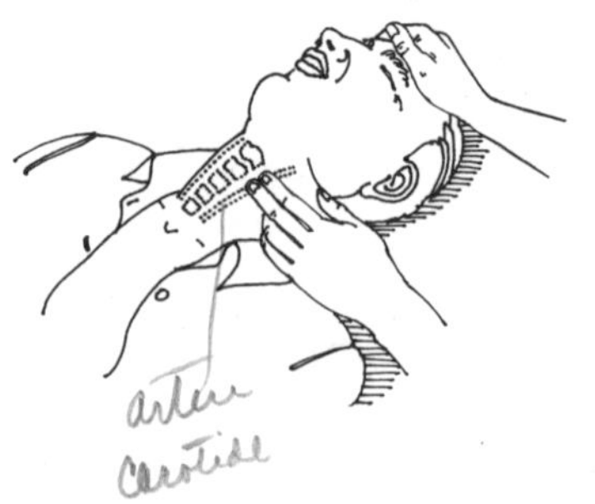

❹ Appuyer délicatement pendant 5 à 10 secondes pour sentir le pouls.

La carotide est l'artère cliniquement accessible la plus grosse et la plus proche du cœur. En comparaison, le pouls radial peut être très faible et non perceptible.

Lorsqu'il évalue la circulation, le secouriste doit observer si la victime présente des signes possibles de l'état de choc :

- pouls très rapide ou faible (pouls normal chez un adulte, au repos : entre 60 et 100 pulsations/minute);
- peau froide et moite;
- pâleur, frissons, sueurs froides, peau cireuse;
- anxiété, sensation de soif;
- nausées, somnolence, tendance à l'évanouissement;
- respiration de plus en plus rapide, laborieuse, plus profonde selon les cas (attention, si la respiration est de moins de 8 inspirations/minute, assister la respiration);
- perte graduelle de conscience.

Il est important que le secouriste cherche le pouls du côté où il se trouve par rapport à la victime. En effet, du côté opposé, les doigts peuvent glisser le long de la trachée sur le plan du muscle sans percevoir l'artère carotide sous-jacente.

Le secouriste doit constater la présence ou l'absence du pouls carotidien. Un pouls imperceptible indique que la victime a un problème circulatoire, soit une baisse de tension grave, soit un arrêt complet de la circulation (arrêt cardiaque).

L'absence de pouls indique qu'il y a un trouble de la circulation et non que le cœur est obligatoirement en arrêt. Le secouriste doit se rappeler que l'absence du pouls carotidien, associée à une perte de conscience et un arrêt respiratoire correspond à un arrêt cardiaque. Il doit pratiquer immédiatement la réanimation cardio-respiratoire pour assurer la circulation dans les organes vitaux.

Au cours de cette étape, le secouriste doit aussi regarder s'il y a des signes d'hémorragie ou de saignement abondant. Regarder si le sang s'écoule en abondance d'une plaie ou si les vêtements sont imbibés de sang.

L'évaluation de la couleur et de la température de la peau sont aussi de bons indicateurs de différents problèmes d'ordre médical comme les traumatismes (ecchymoses), les troubles respiratoires (cyanose), les problèmes du système circulatoire (pâleur). Lorsque le corps est agressé, il déclenche des mécanismes de défense. Il est alors possible d'observer une peau blanche (vasoconstriction) et de la transpiration (hypersécrétion de certaines glandes).

2 Réanimation

L'évaluation primaire permet au secouriste de reconnaître les différents problèmes qui peuvent mettre en danger la vie de la victime : obstruction des voies respiratoires, arrêt respiratoire, arrêt cardiaque, hémorragie, état de choc.

Toutes les interventions conçues pour sauver la personne se trouvant dans un état critique et qui ont été reconnues dans l'évaluation primaire doivent donc être faites par suite de cette évaluation.

3 Évaluation secondaire

L'évaluation secondaire consiste en une évaluation des signes vitaux et en l'évaluation du principal motif de détresse ou de malaise vécu par la victime, par suite d'un examen physique et d'une interrogation. Elle permet de découvrir des blessures ou problèmes qui risquent de s'aggraver s'ils ne sont pas décelés à temps (fracture de la colonne, brûlures, etc.).

QUOI FAIRE ?

Ne procéder à l'évaluation secondaire que lorsque les fonctions vitales sont présentes et que la vie de la personne ne semble pas immédiatement menacée. Si plusieurs personnes sont blessées, faire l'évaluation primaire de chacune avant de commencer l'évaluation secondaire et secourir prioritairement celles dont les fonctions vitales sont atteintes.

Au cours de l'évaluation secondaire, il serait possible de découvrir par exemple des fractures, des blessures de la peau, des difformités, etc. Le secouriste est à la recherche de signes pouvant lui permettre de déceler une anomalie quelconque sans toutefois faire un diagnostic.

En cas de blessures mineures

Toute blessure externe qui n'atteint que la couche superficielle de la peau peut être considérée comme mineure : égratignure, écorchure, petite écharde, brûlure du premier degré peu étendue.

❶ Agir de manière à diminuer la douleur ou l'inconfort et l'aggravation des blessures.

❷ En cas de doute quant à la gravité des blessures ou du malaise, toujours diriger la personne vers des soins spécialisés.

En cas de blessures graves

L'évaluation secondaire se fait à mains pleines (non pas du bout des doigts) et avec une certaine fermeté. Le secouriste tente de voir avec ses yeux, de sentir avec ses mains, de comparer un côté avec l'autre, d'être attentif aux réactions de la victime.

Le secouriste doit faire un examen rapide, méthodique et minutieux du blessé tout en tenant compte des priorités d'examen et de traitement.

❶ Faire immédiatement les manœuvres connues afin de préserver la vie et d'empêcher l'aggravation des blessures.

❷ Rester conscient de ses limites; procéder avec toute la prudence nécessaire et ne faire que l'essentiel.

❸ Alerter le personnel compétent afin que la personne reçoive toute l'assistance que son état exige.

❹ Passer le relais aussitôt que possible; ne jamais retarder l'accès à des soins spécialisés.

Une blessure grave risque, à plus ou moins brève échéancc, de mettre la vie de la personne en danger ou de causer des lésions plus ou moins graves, temporaires ou permanentes. C'est pourquoi toute blessure externe qui dépasse la couche superficielle de la peau et toute blessure ou problème qui risque de présenter des dommages internes doivent être considérés comme graves par le secouriste. Une blessure grave exige toujours que la personne soit examinée par un personnel médical spécialisé.

Dans le cas où l'on soupçonne qu'il n'y a pas eu de traumatisme

Si la victime est consciente,

❶ Interroger la personne (« Où avez-vous mal ? Que s'est-il passé ? »).

❷ Évaluer son état de conscience afin de vérifier si elle a la notion du temps (date, jour, saison, etc.), de l'espace (lieu) et de son identité.

Si la victime est inconsciente,

❶ Se renseigner sur ce qui s'est passé, interroger les témoins, examiner les lieux.

❷ Vérifier si la victime réagit quand on la stimule (paroles, douleur).

❸ Regarder la personne de la tête aux pieds afin de vérifier s'il y a plaies, saignement, enflures, déformation ou autres signes de blessure.

❹ Vérifier si la victime porte un pendentif ou un bracelet (au poignet, à la cheville) attestant qu'elle souffre de diabète, d'épilepsie, d'une allergie, d'une maladie cardiaque.

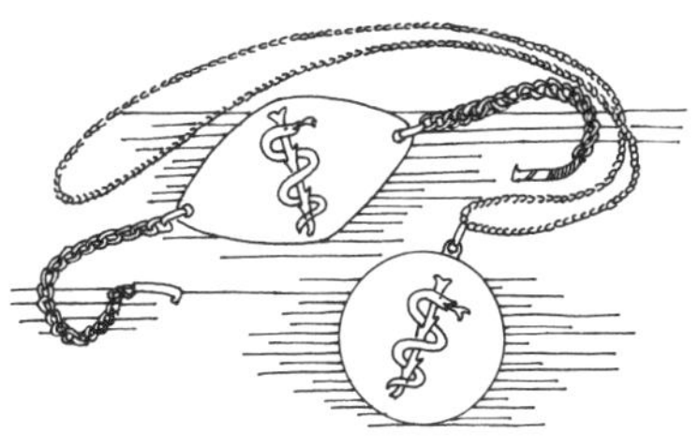

En cas de traumatisme possible

Si la personne a fait une chute, subi un coup ou tout autre choc physique, toujours considérer la possibilité d'une fracture de la colonne. Toute blessure à la tête ou au visage peut aussi laisser soupçonner une blessure à la colonne cervicale.

Si la victime est consciente,

❶ L'interroger afin de savoir si elle ressent de la douleur au cou ou au dos, ou des picotements aux jambes et aux bras. Lui demander si elle sent ses jambes et ses bras;

❷ Avertir la victime de ne pas tenter de bouger, de se tourner ou de se lever. Lui dire de rester couchée et demeurer auprès d'elle.

Si la victime est inconsciente,

❶ Interroger les témoins (« Qu'avez-vous vu ? Comment est-ce arrivé ? »).

❷ Après avoir fait les manœuvres de réanimation, s'assurer de stabiliser la tête de la victime.

4 Stabilisation

Cette étape consiste à stabiliser les victimes souffrant de problèmes cardiaques, de problèmes abdominaux, de problèmes respiratoires, par exemple. Les interventions faites lors de la stabilisation permettent d'empêcher l'aggravation des blessures.

5 Préparation au transport

Cette étape comprend toutes les interventions destinées à faciliter l'évacuation de la victime par ambulance vers un centre hospitalier. Il est important que la préparation au transport n'entrave pas le traitement en cours ou n'aggrave pas l'état de la victime (*voir chapitre 19*).

Évaluation primaire

Les étapes

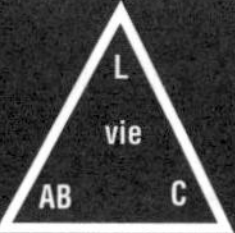

Protéger

Alerter

Secourir

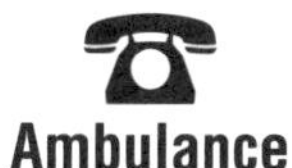

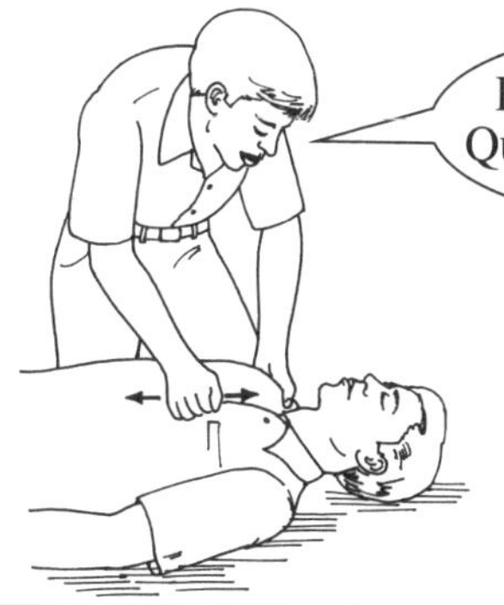

Réveillez-vous !
Que s'est-il passé ?

L'
- Se renseigner sur ce qui s'est passé
- Évaluer l'état de conscience

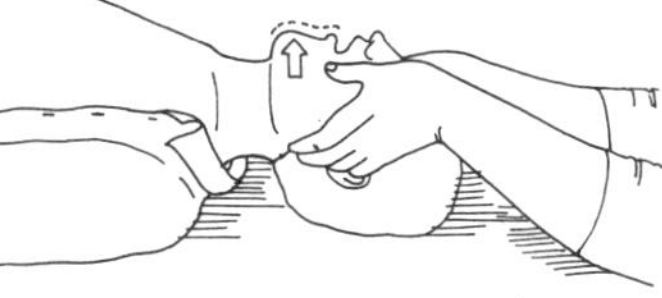

A Assurer l'aération
- contrôler les voies respiratoires
- protéger la colonne vertébrale

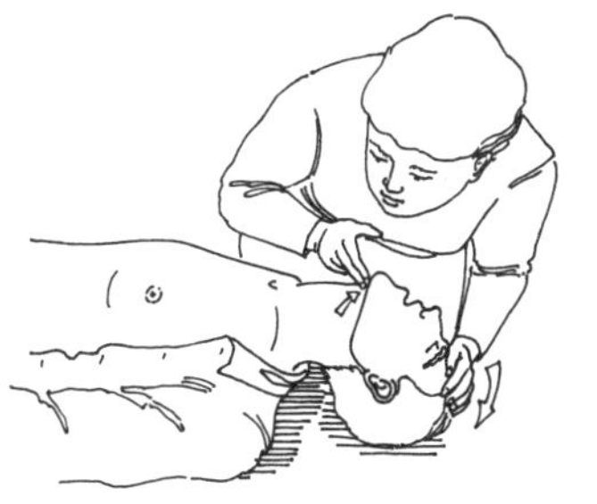

B Évaluer la respiration (3 à 5 secondes)

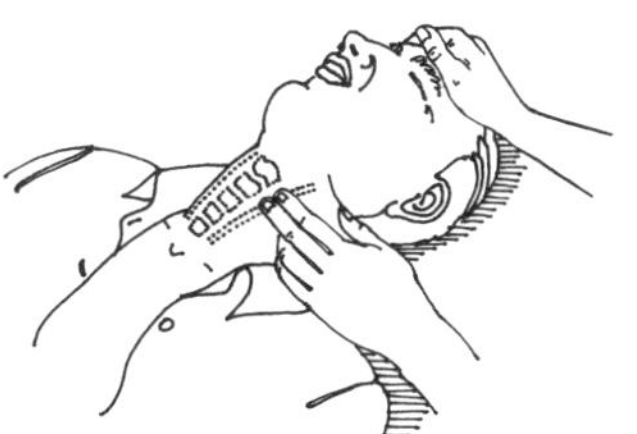

C Évaluer la circulation
- pouls (5 à 10 secondes)
- hémorragie
- peau (signes de choc)

Situations urgentes nécessitant l'appel immédiat de l'ambulance

L' État de conscience

- inconscience
- traumatismes

Ambulance

A Aération

- obstruction
- incapacité de parler

Ambulance

B Respiration

- difficultés respiratoires
- plaies pénétrantes au thorax

Ambulance

non respiration oui

non → 2 insufflations lentes

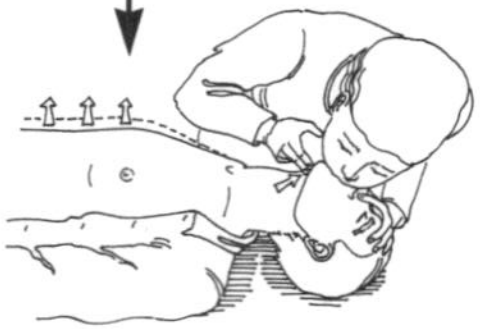

oui → non inconscience oui

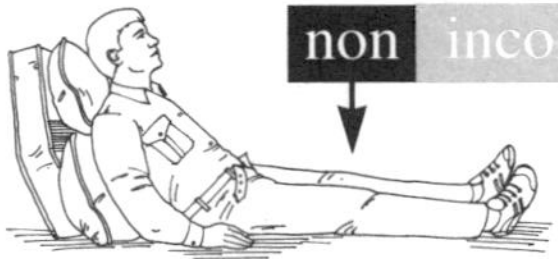

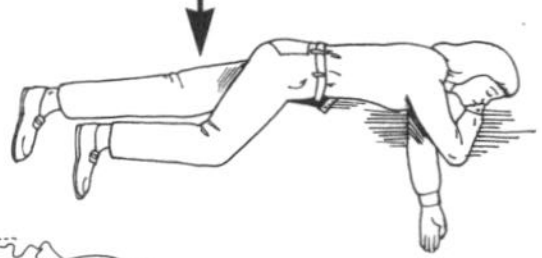

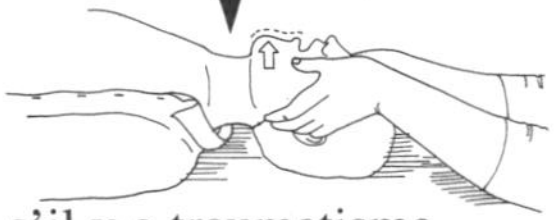

s'il y a traumatisme

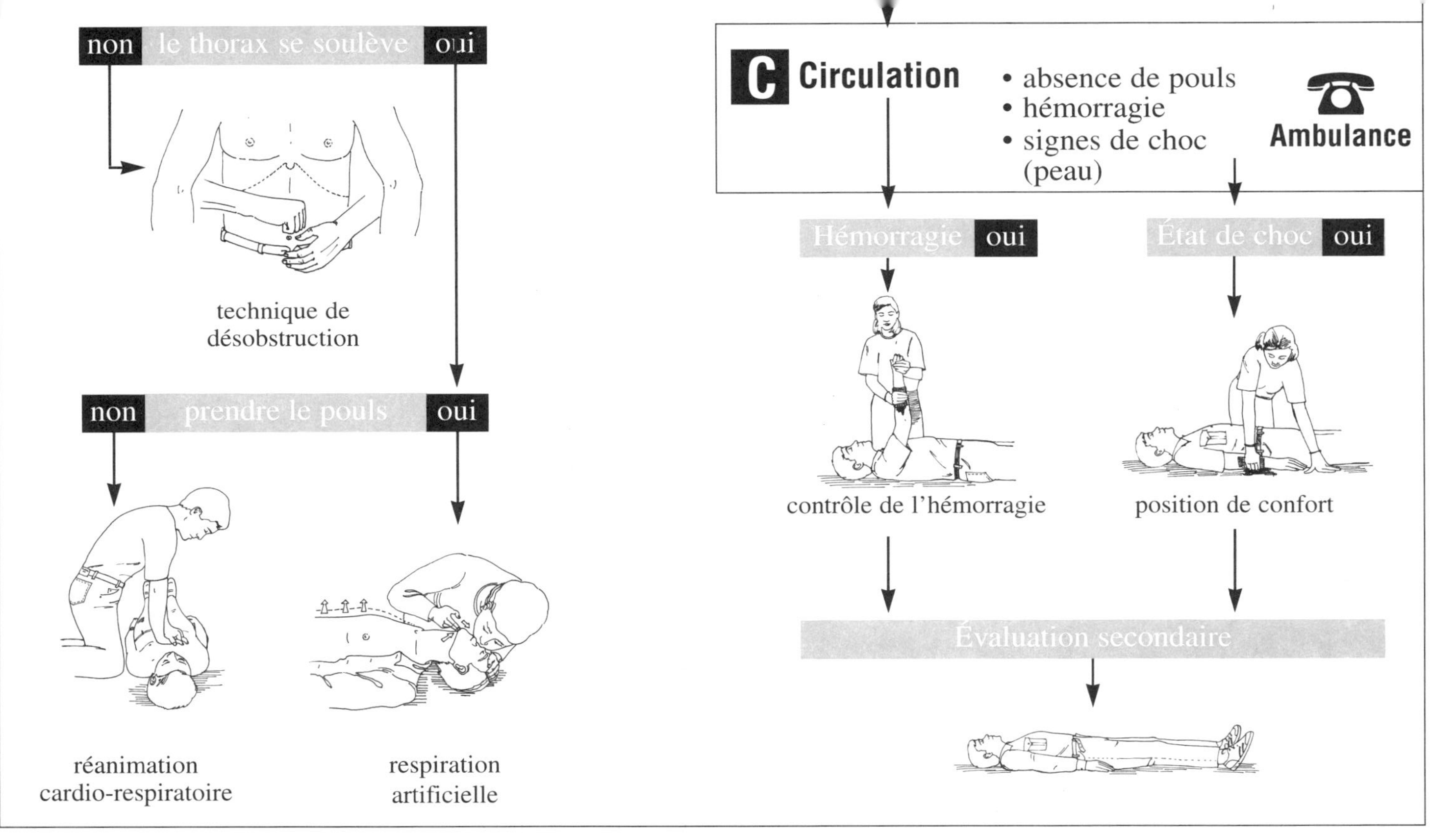
non
le thorax se soulève
oui
technique de désobstruction
non
prendre le pouls
oui
réanimation cardio-respiratoire
respiration artificielle
C
Circulation
• absence de pouls
• hémorragie
• signes de choc (peau)
Ambulance
Hémorragie
oui
État de choc
oui
contrôle de l'hémorragie
position de confort
Évaluation secondaire

Chapitre 2

Altération de l'état de conscience

Chapitre 2
Altération de l'état de conscience

Divers troubles peuvent survenir à la suite d'une blessure, d'une intoxication (gaz ou vapeurs toxiques), d'un malaise ou d'une maladie. Ces troubles peuvent influencer le fonctionnement du cerveau de manière superficielle ou profonde, pouvant aller de la somnolence ou d'un état similaire, jusqu'à l'inconscience.

Faiblesse soudaine

SIGNES ET SYMPTÔMES

- Somnolence
- Pâleur
- Faiblesse
- Étourdissement
- Transpiration

QUOI FAIRE ?

❶ S'il s'agit d'un malaise causé par la présence de substances toxiques, voir à se protéger avant de retirer la personne du lieu d'exposition.

❷ Si la personne dit qu'elle se sent étourdie, la faire allonger et lui lever les pieds. Si la position couchée est impossible, la faire asseoir et lui demander de baisser la tête entre les genoux pendant quelques minutes.

❸ Assurer une bonne aération.

❹ Surveiller la respiration et le pouls.

❺ Continuer à surveiller son état de conscience et à la stimuler si nécessaire.

❻ La diriger vers des soins spécialisés.

Lorsque la personne est inconsciente, des troubles respiratoires peuvent survenir parce que les réflexes de survie n'existent plus; la langue et des liquides (salive, sécrétions, etc.) peuvent encombrer les voies respiratoires supérieures, causant une obstruction.

SIGNES ET SYMPTÔMES

- Absence de réaction à la voix
- Absence de réaction à la douleur
- Respiration anormale (ronflements, gargouillements ou sifflements)
- Bleuissement de la peau (si les voies respiratoires sont bloquées)

QUOI FAIRE ?

❶ Si la personne est inconsciente, appeler l'ambulance.

❷ Si l'inconscience est due à la présence de substances toxiques ou à un autre danger pouvant même mettre en péril sa vie, le secouriste doit voir à se protéger avant de retirer la personne du lieu d'exposition.

❸ Vérifier la respiration et le pouls.

❹ Si la respiration et le pouls sont perceptibles et que la personne ne présente pas de risque de fracture de la colonne, la placer en position latérale de sécurité.

❺ Si la respiration et le pouls sont absents, exécuter les manœuvres de réanimation cardio-respiratoire (RCR). À ce sujet *voir le chapitre 4.*

Installation en position latérale de sécurité

❻ Se placer à côté de la victime. Desserrer ses vêtements au cou et à la taille.

❼ Lui allonger le bras qui est le plus près de soi perpendiculairement à son corps.

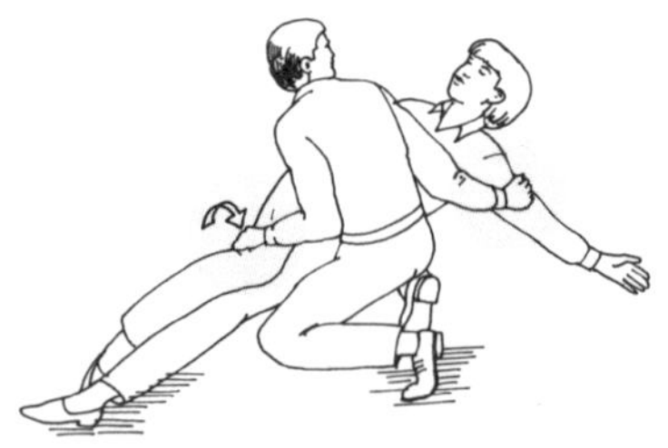

❽ Placer la main la plus éloignée de soi sous la joue de la victime.

❾ Placer la jambe la plus éloignée par-dessus la jambe la plus proche.

❿ En tenant la personne par l'épaule et la hanche, la tourner prudemment sur le côté.

⓫ Replier le bras et la jambe libres.

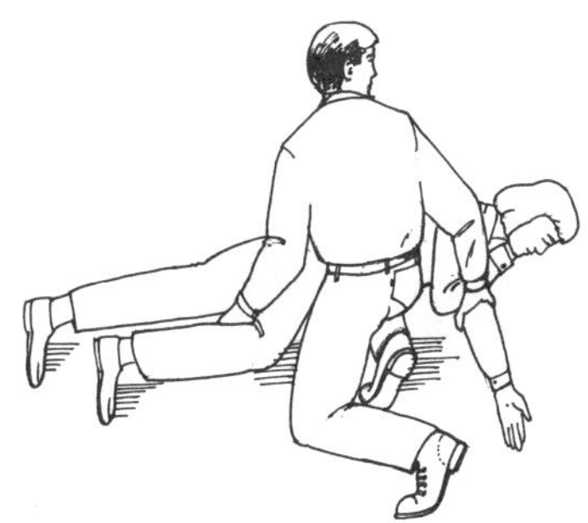

⓬ Basculer la tête légèrement vers l'arrière, ce qui assure une meilleure ouverture des voies respiratoires supérieures. De plus, dans cette position, la bouche est ouverte, ce qui permet l'écoulement des sécrétions et régurgitations, s'il y en a.

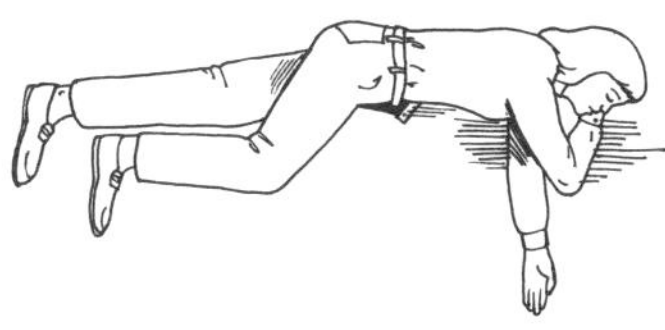

⓭ S'ils sont entrouverts, fermer les yeux afin qu'ils ne s'assèchent pas.

⓮ Surveiller attentivement la respiration et le pouls.

⓯ Si on dispose d'une couverture, couvrir la victime.

⓰ Attendre l'ambulance.

Mise en garde

Si la personne est trouvée inconsciente à la suite d'une chute, d'un coup ou d'une autre cause semblable, toujours considérer la possibilité d'une fracture de la colonne. Interroger brièvement les témoins pour connaître les circonstances de l'accident.

Stabilisation s'il y a risque de fracture de la colonne

Si la respiration et le pouls sont perceptibles, mais que la personne présente un risque de fracture de la colonne, la laisser dans la position où on l'a trouvée. Ne pas la bouger, à moins que sa vie ne soit en danger.

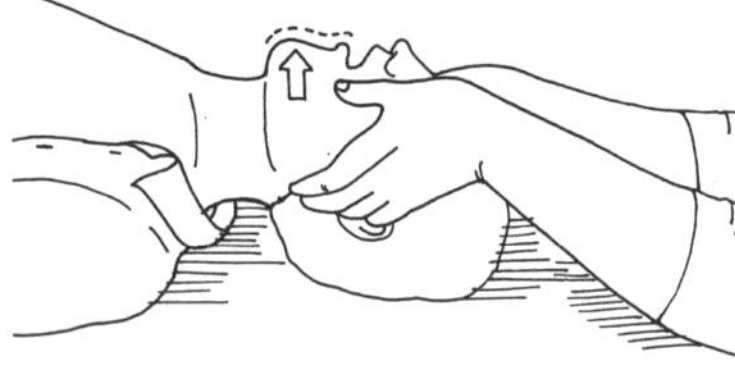

QUOI FAIRE ?

❶ Appeler l'ambulance.

❷ Si on est seul, se placer à la tête de la victime, sauf dans les cas de réanimation.

❸ Placer un appui de chaque côté de la tête et du corps afin de les empêcher de bouger ou de basculer.

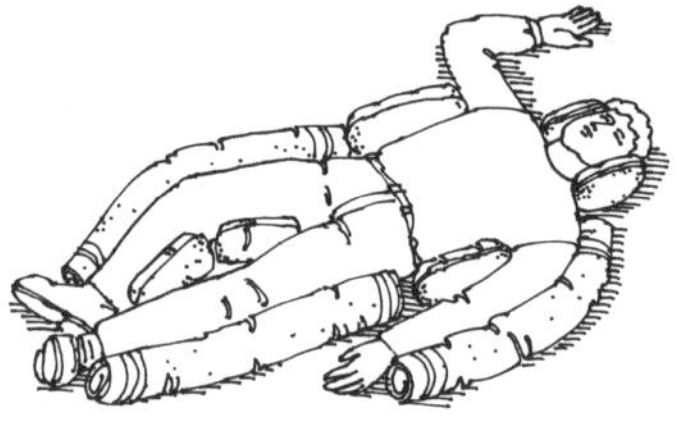

❹ Surveiller attentivement la respiration et le pouls.

❺ Attendre l'ambulance.

Mise en garde

Lorsqu'elle est inconsciente, la personne peut entendre. Ne rien dire qui pourrait, chez elle, créer ou accroître l'angoisse.
Ne jamais rien donner par la bouche à une personne inconsciente.

Chapitre 3

Arrêt respiratoire

Chapitre 3

Arrêt respiratoire

Le présent chapitre explique les manœuvres appropriées à l'arrêt respiratoire, soit l'ouverture des voies respiratoires et la respiration artificielle.

Lorsqu'une personne ne respire plus, ses poumons ne reçoivent plus l'air essentiel au maintien de la vie. L'arrêt de la respiration peut entraîner un arrêt cardiaque.

Lorsque le cerveau est privé d'oxygène pendant 10 minutes ou plus, certaines parties subissent des dommages permanents puisque les cellules ne recevant plus d'oxygène et de sang meurent.

L'arrêt respiratoire peut être causé par l'obstruction des voies respiratoires (présence d'un corps étranger solide ou liquide, chute de la langue), l'asphyxie (manque d'oxygène dans le sang), l'électrocution, un traumatisme, etc.

SIGNES ET SYMPTÔMES

- Absence d'expulsion d'air par la bouche et par le nez
- Absence de mouvement de la poitrine et de l'abdomen
- Inconscience
- Peau grisâtre ou bleutée, cireuse (observer les lèvres et les paumes chez les personnes de race noire)

QUOI FAIRE ?

❶ Appeler l'ambulance.

❷ Ouvrir les voies respiratoires en renversant la tête de la personne vers l'arrière, en appuyant d'une main sur le front et en soulevant le menton avec les doigts de l'autre main.

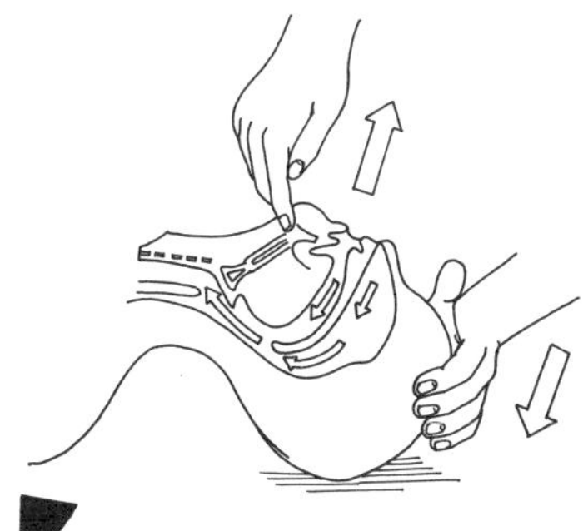

❸ Après avoir ouvert les voies respiratoires, prendre de 3 à 5 secondes pour vérifier si la respiration est présente (regarder, écouter, sentir).

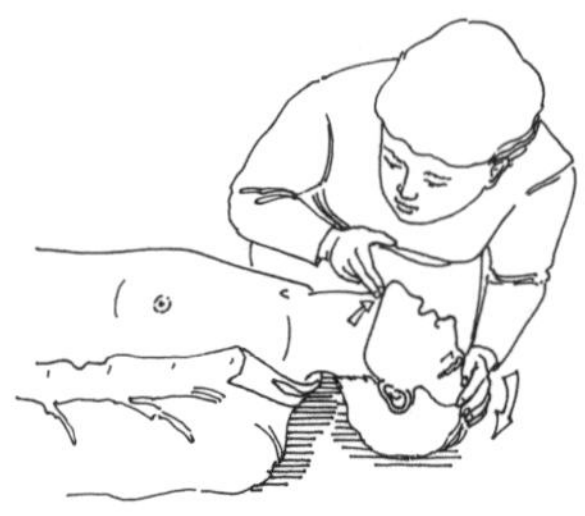

❹ Si la victime respire, la placer en position latérale de sécurité.

Si la respiration est absente, commencer immédiatement à donner la respiration artificielle. **L'utilisation d'un masque est recommandée**.

❺ Donner deux insufflations lentes et efficaces (1,5 à 2 secondes à chaque insufflation). La poitrine de la victime doit se gonfler.

❻ Prendre le pouls (pendant 5 à 10 secondes).

❼ Si la victime a un pouls, mais ne respire pas, donner la respiration artificielle à raison d'une insufflation toutes les 5 secondes.

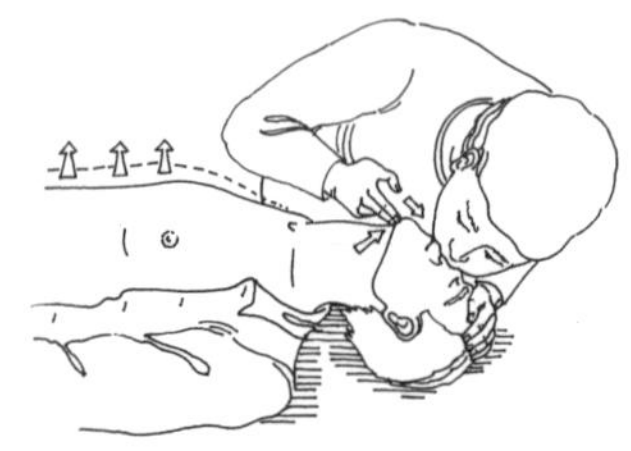

❽ Entre chaque insufflation, arrêter afin de permettre à la personne d'expirer. Vérifier si l'air s'échappe de la bouche et si la poitrine s'abaisse.

❾ Vérifier le pouls et la respiration toutes les minutes.

Si la respiration reprend,

❿ Tourner la personne sur le côté en position latérale de sécurité.

Si la respiration ne reprend pas,

⓫ Continuer à ventiler jusqu'à ce que la respiration reprenne spontanément ou qu'un autre secouriste, un technicien ambulancier ou le personnel spécialisé prenne la relève.

⓬ Attendre l'ambulance.

En cas de régurgitation

Si la personne régurgite, la tourner sur le côté d'un seul bloc (bien maintenir la tête et le cou dans l'axe de la colonne, si l'on soupçonne que la personne a subi un traumatisme à la colonne). Nettoyer la bouche, replacer la personne sur le dos et tenter de ventiler.

Note. - Laisser en place les prothèses dentaires complètes, car elles facilitent le scellement de la bouche de la personne par le secouriste; si la respiration artificielle doit être pratiquée, les enlever seulement si elles sont brisées, déplacées, lâches, ou si elles bloquent le passage de l'air.

Méthode bouche-à-nez

Il est parfois impossible (en cas de blessure à la bouche) ou dangereux (en cas d'intoxication par des produits corrosifs ou toxiques) de pratiquer la respiration artificielle bouche-à-bouche. Il faut alors appliquer la méthode bouche-à-nez. Les étapes sont les mêmes que dans la méthode bouche-à-bouche, seul l'endroit où l'air est insufflé diffère.

QUOI FAIRE ?

❶ Relever le menton de la personne de façon à lui tenir la bouche fermée.

❷ Inspirer profondément et, avec la bouche, recouvrir les narines de façon hermétique lors des insufflations.

❸ Lors de l'expiration, ouvrir la bouche de la personne afin de faciliter le passage de l'air.

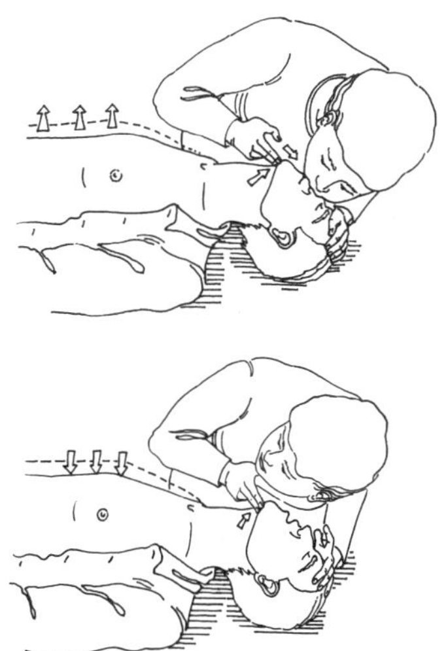

Méthode bouche-à-masque (ou à l'aide de toute autre protection faciale)

Différents modèles de protecteur facial existent pour pratiquer la respiration artificielle et éviter que le secouriste soit en contact direct avec la bouche de la victime ou avec des liquides (sang, vomissements, salive) provenant de la bouche de la victime.

QUOI FAIRE ?

❶ Installer le masque de poche de façon à couvrir le nez et la bouche de la victime.

❷ Ouvrir les voies respiratoires en renversant la tête vers l'arrière, en appuyant d'une main sur le front et en soulevant le menton avec les doigts de l'autre main.

❸ Tenir le masque de poche comme dans l'illustration ci-dessous.

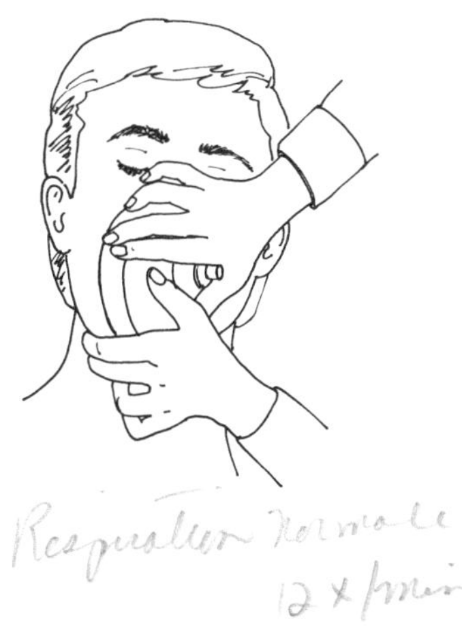

Arrêt respiratoire

Respiration artificielle

B

Évaluation primaire

Ambulance

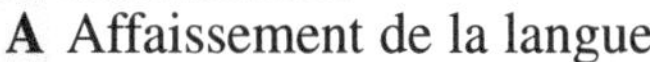

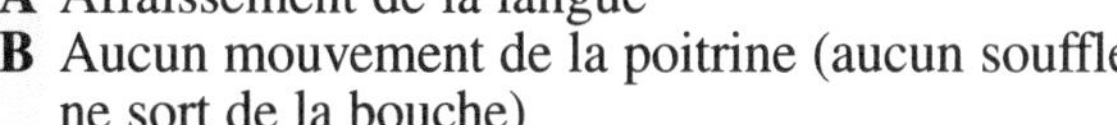

L Inconscience
A Affaissement de la langue
B Aucun mouvement de la poitrine (aucun souffle ne sort de la bouche)
C Bleuissement de la peau (il y a circulation, mais le sang n'est pas oxygéné)

Objectif de l'intervention

Gonfler les poumons d'air pour oxygéner le sang

Ventilation lente

Soulèvement de la poitrine

Les voies respiratoires doivent être dégagées pendant la ventilation.

Regarder si la poitrine se soulève.

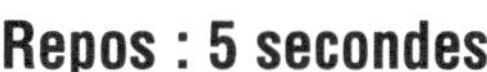

Repos : 5 secondes

Pendant le repos, tenir les voies respiratoires dégagées et observer sur le visage de la victime les signes d'une régurgitation possible.

En cas de régurgitation, tourner la victime sur le côté et nettoyer la bouche avec les doigts.

Évaluation secondaire

❶ Après la première minute, évaluer la respiration et le pouls.
❷ Chercher la cause.
❸ Y a-t-il d'autres problèmes ?
❹ Préparer la victime au transport.
❺ Réévaluer les signes vitaux à intervalles réguliers.

Chapitre 4
Arrêt cardiaque

Chapitre 4

Arrêt cardiaque

L'arrêt respiratoire s'accompagne souvent d'un arrêt cardiaque; de même, un arrêt cardiaque peut survenir et être suivi aussitôt d'un arrêt respiratoire. Dans ces cas, il faudra, après avoir ouvert les voies respiratoires, non seulement rétablir la respiration, mais aussi assurer la reprise de la circulation par le massage cardiaque.

Un arrêt cardio-respiratoire peut, dans les quatre à six minutes qui suivent, entraîner des dommages irréparables au cerveau, et aussi la mort.

SIGNES ET SYMPTÔMES

- Inconscience
- Arrêt respiratoire
- Absence de pouls

La chaîne de survie

La chaîne de survie est l'ensemble formé par les quatre maillons d'un système qui permet la prise en charge rapide des victimes en arrêt cardio-respiratoire.

La survie des victimes d'arrêt cardiaque est maximale lorsque chacune de ces étapes se fait rapidement.

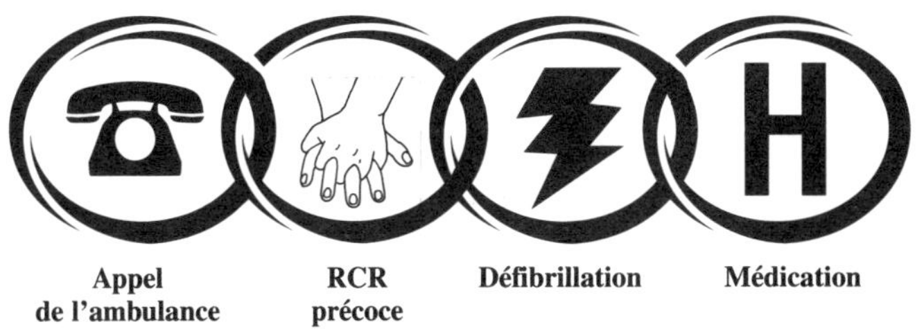

Appel de l'ambulance — RCR précoce — Défibrillation — Médication

L'alerte immédiate peut être déclenchée par n'importe quel témoin d'un accident. Un secouriste peut aussi se charger d'alerter les secours et s'assurer qu'ils arrivent rapidement sur les lieux. Dans les localités où le 911 existe, ce numéro permet un accès plus rapide et plus facile aux services d'urgence. Toutefois, certaines régions ne disposent pas encore de ce service essentiel. Le secouriste doit donc connaître les numéros d'urgence de sa localité et s'assurer qu'ils soient affichés près du téléphone.

La réanimation cardio-respiratoire (RCR) pratiquée de façon précoce permet aussi d'améliorer les chances de survie de la victime. Cette technique est enseignée dans les cours de secourisme en milieu de travail. Bien que la RCR ne puisse remplacer la défibrillation, elle permet de prolonger d'environ 2 minutes le délai d'efficacité de la défibrillation.

L'accès rapide à la défibrillation est le facteur déterminant pour la survie des victimes d'arrêt cardiaque. Le but de la défibrillation est de transformer certains rythmes désorganisés et non viables qui partent du cœur en un rythme normal et viable. La défibrillation se pratique au moyen d'électrodes appliquées directement sur le thorax et par lesquelles un courant électrique traverse le cœur. Pour plusieurs victimes d'arrêt cardiaque, seule une défibrillation appliquée de façon précoce permet de rétablir le pouls.

Lorsqu'elle est indiquée, la défibrillation permet de réanimer environ 80 % des victimes si elle est appliquée en moins de 2 minutes. Par la suite, les chances de survie décroissent d'à peu près 10 % par minute, pour devenir pratiquement nulles en 10 minutes. Des défibrillateurs semi-automatiques se trouvent maintenant dans plusieurs véhicules ambulanciers du Québec. Ces appareils se trouvent aussi dans certains lieux de travail. L'usage relativement facile des défibrillateurs, de même que leur prix de plus en plus abordable ont permis leur entrée dans le domaine des premiers soins.

Finalement, le dernier maillon de la chaîne de survie est l'accès aux soins spécialisés, c'est-à-dire les soins donnés dans les centres hospitaliers. L'accès rapide aux soins avancés de réanimation cardio-respiratoire (solutés, médication, intubation) permet d'augmenter les chances de survie des victimes d'arrêt cardiaque.

Réanimation cardio-respiratoire

La réanimation cardio-respiratoire est la combinaison ou le jumelage de la respiration artificielle et du massage cardiaque, lorsqu'il y a arrêt respiratoire et arrêt cardiaque.

QUOI FAIRE ?

❶ Vérifier l'état de conscience de la personne.

❷ Appeler l'ambulance.

❸ Ouvrir les voies respiratoires.

❹ Évaluer la respiration de la victime.

Si la victime est en arrêt respiratoire,

❺ Donner deux insufflations.

❻ Prendre le pouls sur la carotide située du côté où se trouve le secouriste pendant 5 à 10 secondes (laisser l'autre main sur le front de la victime pour maintenir sa tête en position renversée afin d'assurer l'ouverture des voies respiratoires).

Note. - **En cas d'hypothermie, prendre de 30 à 45 secondes pour vérifier le pouls.**

Si la victime est inconsciente, qu'elle ne respire pas et que son pouls est absent, entreprendre le massage cardiaque :

❼ Étendre la personne sur une surface dure et plane.

❽ Se placer près d'elle, à genoux, à la hauteur du torse.

❾ Localiser la partie du sternum où il faut exercer les compressions. Pour ce faire, d'une main, longer le rebord des côtes.

❿ Arrêter le majeur dans l'encoche où les côtes et le sternum se rejoignent et placer l'index à côté.

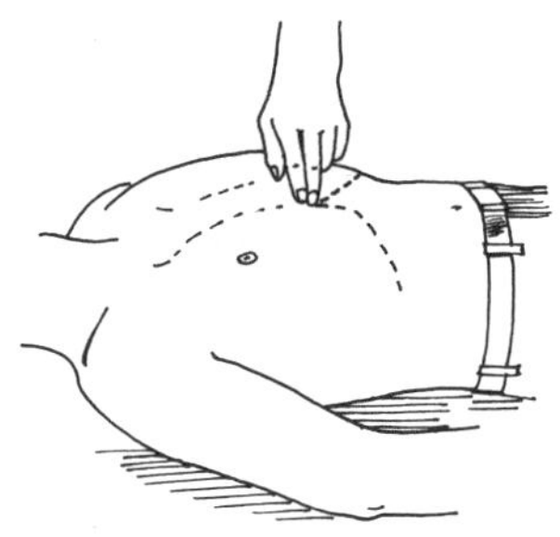

⓫ Placer, à côté de l'index, le talon de l'autre main sur le sternum. C'est là que se trouve le point d'appui pour exercer les compressions (au tiers inférieur du sternum).

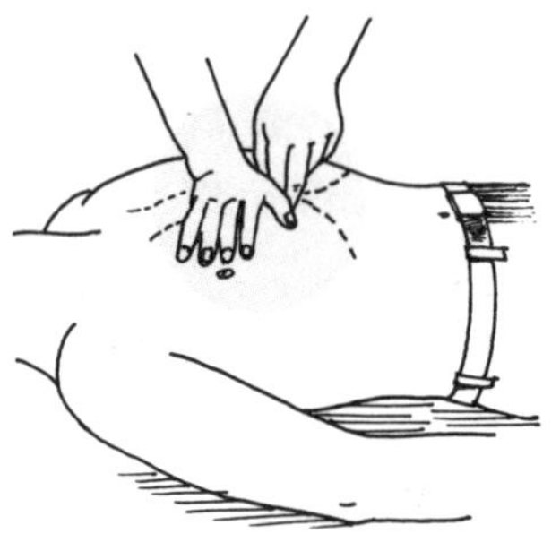

⓬ Placer ensuite le talon de l'autre main par-dessus la première. Relever les doigts, cela permet de rester bien en contact avec le sternum et d'exercer la pression au bon endroit. (*Voir* ***Mise en garde****, page 51.*)

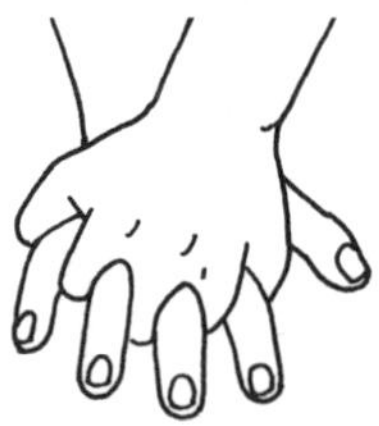

⓭ Aligner les épaules directement au-dessus du sternum et appuyer fermement sur celui-ci de façon à l'abaisser de 3,8 à 5 cm (1½ po à 2 po). Le mouvement de compression se fait perpendiculairement, en exerçant une pression verticale de haut en bas (bloquer les coudes, cela évite de forcer avec les bras).

⓮ En gardant les mains en contact avec le sternum, relâcher la compression afin de permettre au sternum de revenir à sa position initiale. C'est la décompression.

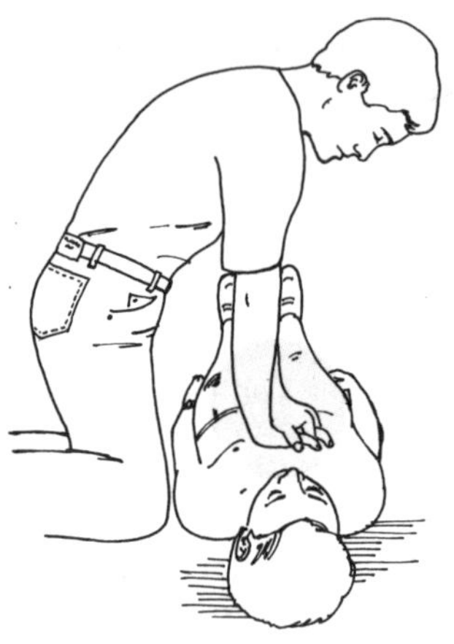

⓯ Faire 15 compressions suivies de 2 insufflations lentes et complètes pendant environ une minute, soit 4 cycles de 15 + 2.

Les mouvements de compression et de décompression doivent être d'égale durée et exécutés à un rythme rapide et constant sans donner de coups brusques. (Compression : le sang sort du cœur et circule. Décompression : le sang revient au cœur.) Tenter de masser au rythme de 80 à 100 compressions/minute.

⑯ Vérifier le pouls (5 à 10 secondes) et la respiration (3 à 5 secondes) après 4 cycles, soit environ une minute de RCR.

⑰ S'il n'y a ni pouls ni respiration, continuer le cycle 15 + 2 en commençant par les compressions thoraciques.

⑱ Vérifier le retour du pouls et de la respiration spontanée à intervalles de quelques minutes.

Note. - S'il y a deux secouristes sur les lieux, l'un s'occupe d'appeler l'ambulance; ensuite il pourra remplacer le second qui pratique la réanimation cardio-respiratoire lorsque ce dernier le demande.

Mise en garde

Ne jamais appuyer sur la pointe inférieure du sternum, cela risque d'endommager les organes internes (le foie, par exemple).

Une position trop haute ou trop basse sur le sternum ou une position d'un côté ou l'autre du sternum peut entraîner soit une fracture des côtes, soit une perforation d'un organe ou les deux.

Entendre ou sentir des côtes se briser durant les compressions thoraciques externes indique que le secouriste est probablement dans une mauvaise position, donc vérifier la position, corriger si nécessaire et poursuivre les manœuvres.

Pendant les compressions, le secouriste devrait observer sur le visage de la victime les signes d'une régurgitation éventuelle.

Arrêt cardio-respiratoire

Réanimation cardio-respiratoire (RCR)

C

Évaluation primaire

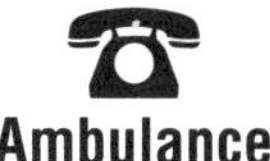

Ambulance

L Inconscience
A Affaissement de la langue
B Aucun mouvement de la poitrine (aucun souffle ne sort de la bouche)
C Absence de pouls carotidien

Objectifs de l'intervention

❶ Gonfler les poumons d'air pour oxygéner le sang
❷ Faire circuler le sang dans les organes vitaux

15 compressions

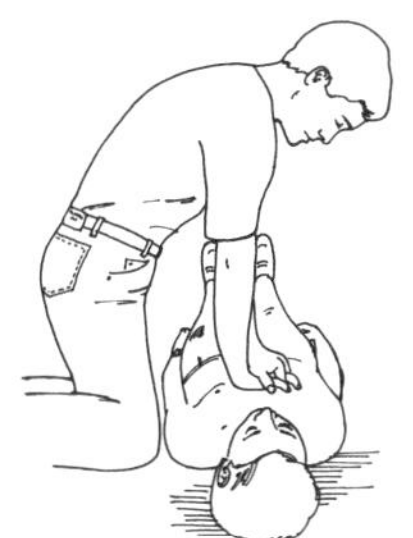

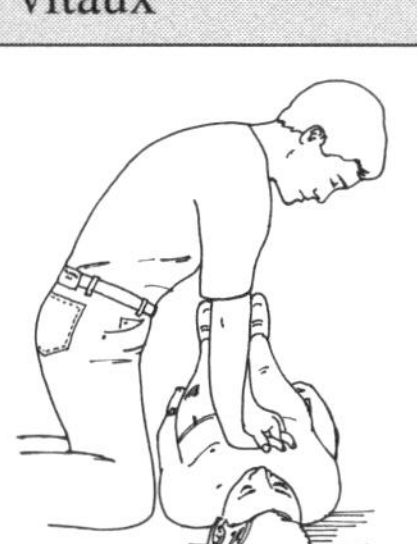

3,8 cm à 5,1 cm sur le tiers inférieur du sternum

Pendant les compressions, observer sur le visage de la victime les signes d'une régurgitation possible.

2 insufflations lentes

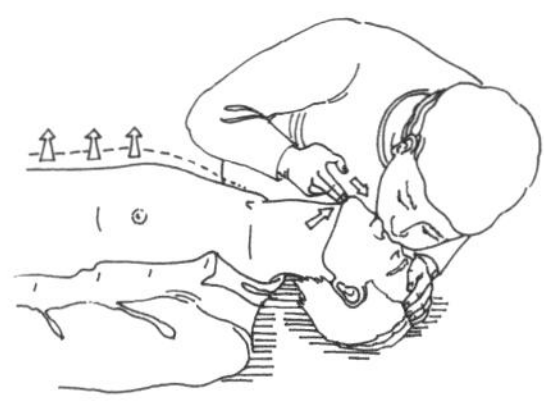

Soulèvement de la poitrine

Les voies respiratoires doivent être dégagées pendant la ventilation. Regarder si la poitrine se soulève.

En cas de régurgitation, tourner la victime sur le côté et nettoyer la bouche avec les doigts.

4 cycles de 15 + 2 / minute

Évaluation secondaire

❶ Vérifier le retour du pouls et de la respiration spontanée à intervalles de quelques minutes.
❷ Chercher la cause.
❸ Y a-t-il d'autres problèmes ?
❹ Préparer la victime au transport.
❺ Réévaluer les signes vitaux à intervalles réguliers.

Chapitre 5

Obstruction des voies respiratoires

Chapitre 5

Obstruction des voies respiratoires

Il peut arriver que l'obstruction des voies respiratoires soit causée par la présence d'un corps étranger solide ou semi-solide dans les voies respiratoires supérieures; il s'agit fréquemment d'aliments qui s'y sont malencontreusement logés.

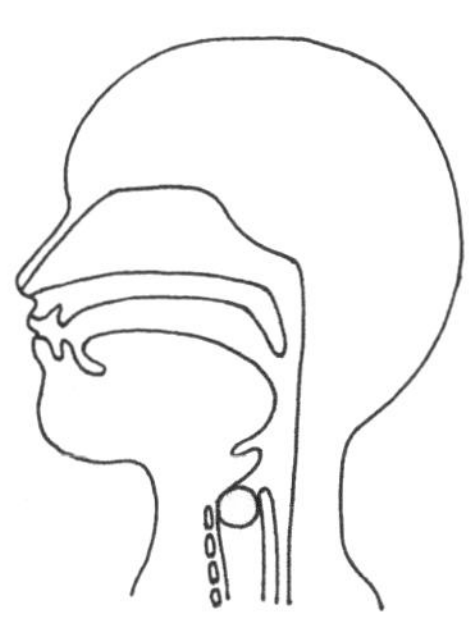

L'obstruction peut être partielle ou totale.

Obstruction partielle

SIGNES ET SYMPTÔMES

- Porter les mains à la gorge
- Toux et sifflements (en respirant)
- Difficulté à parler et à respirer
- Panique
- Rougissement du visage

QUOI FAIRE ?

❶ Appeler à l'aide.

❷ Demander à la personne si elle peut parler et l'encourager à tousser afin qu'elle se débarrasse elle-même du corps étranger.

Mise en garde

Ne rien lui donner à boire ou à manger.

SIGNES ET SYMPTÔMES

- Porter les mains à la gorge
- Incapacité à parler, respirer, tousser
- Rougissement puis bleuissement du visage (plus la personne tente de respirer, plus son visage devient violet)
- Panique
- Inconscience

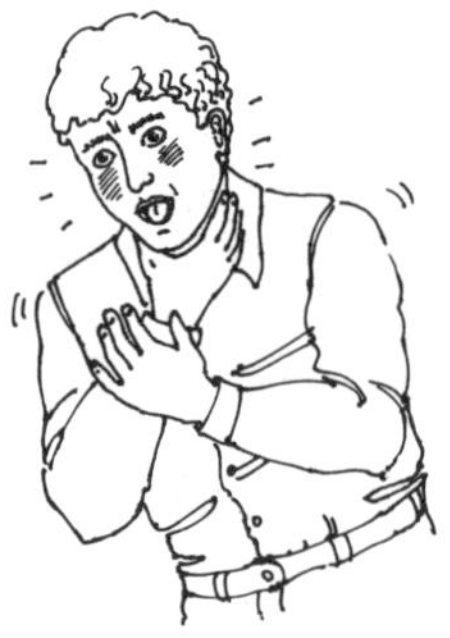

Poussée abdominale

La poussée abdominale (manœuvre de Heimlich) consiste à exercer une pression destinée à forcer le diaphragme à se soulever vers le haut. Le diaphragme est un muscle qui sépare le thorax de l'abdomen; en se soulevant, le diaphragme comprime l'air des poumons, ce qui a pour effet d'expulser le corps étranger hors des voies respiratoires.

QUOI FAIRE ?

Si la personne est consciente,

❶ Appeler à l'aide.

❷ Demander à la personne si elle peut parler ou tousser.

Note. - **Ne pas appliquer cette technique chez une personne obèse ou une personne enceinte, si la grossesse est avancée (plus de 20 semaines).**

Si cela lui est impossible,

❸ Se placer derrière elle et lui entourer la taille en prenant garde de ne pas appuyer sur les côtes; placer un pied entre les deux jambes de la personne pour avoir un meilleur point d'appui.

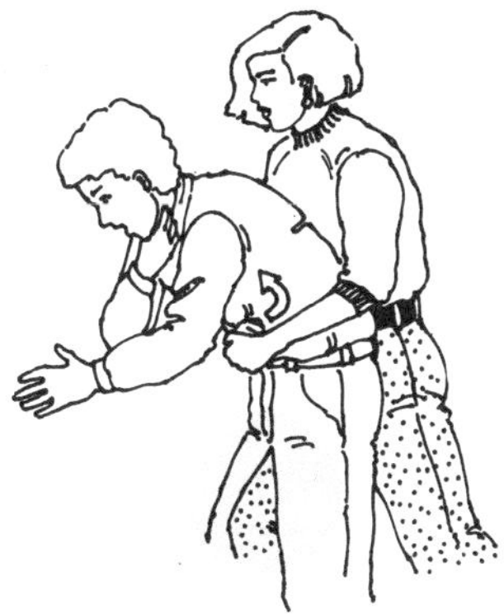

❹ Localiser l'endroit approprié où doit s'exercer la poussée, soit au-dessus du nombril mais bien au-desous de la partie inférieure du sternum.

❺ Former un poing et le placer à cet endroit, contre l'abdomen de la victime, le pouce vers l'intérieur.

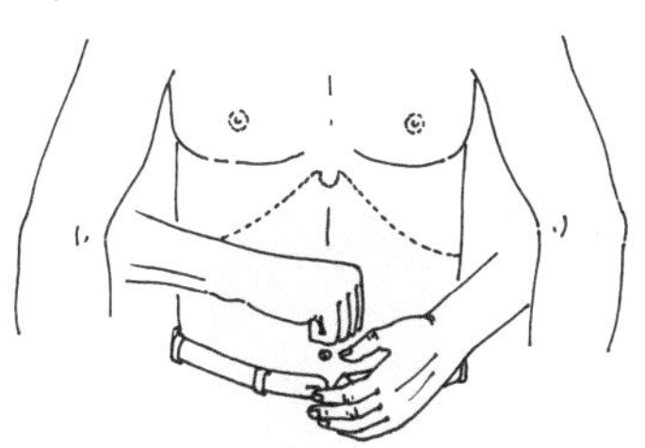

❻ Saisir le poing avec l'autre main.

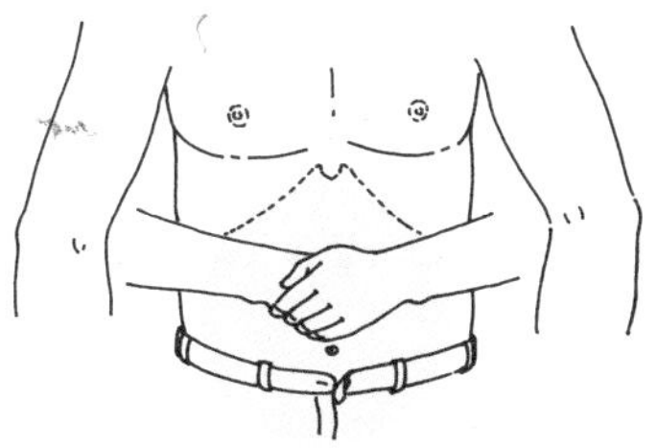

❼ Presser fortement sur l'abdomen en exerçant un mouvement vers l'intérieur et vers le haut, un peu en forme de J. Chaque poussée devrait constituer un mouvement distinct.

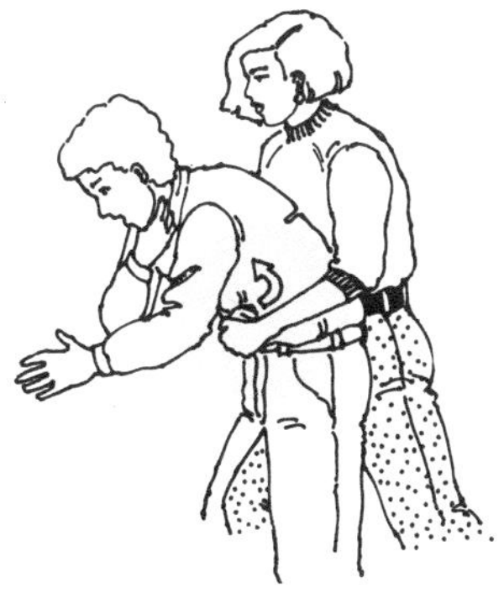

❽ Continuer cette manœuvre jusqu'à ce que le corps étranger soit expulsé ou que la personne devienne inconsciente.

❾ Même si le corps étranger a été expulsé, toujours diriger la personne vers des soins spécialisés, car elle peut souffrir de lésions internes.

Une personne étouffée, si elle est seule, peut pratiquer sur elle-même la poussée abdominale en pressant fortement son abdomen (dans un mouvement de bas en haut) contre le dossier d'une chaise, le bord d'une table ou avec son poing.

Si la personne devient inconsciente,

❶ Empêcher qu'elle ne se blesse en tombant et l'allonger sur le dos, tout en lui soutenant la tête et le cou. Se placer à genoux près d'elle.

❷ Appeler ou faire appeler l'ambulance.

❸ Vérifier si le corps étranger a été expulsé. Ouvrir la bouche de la personne en lui saisissant d'une main la langue et le menton, entre le pouce et les doigts, et en lui soulevant la mâchoire vers le haut.

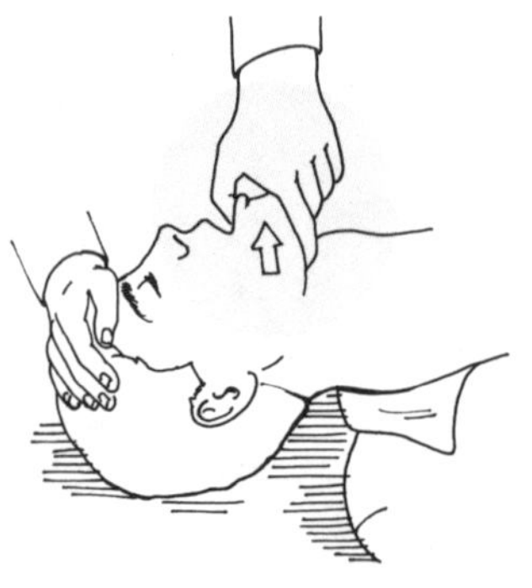

❹ Nettoyer la bouche avec un doigt. Introduire l'index de l'autre main dans la bouche, longer l'intérieur des joues ainsi que le fond de la cavité buccale et tenter de retirer le corps étranger, s'il est accessible.

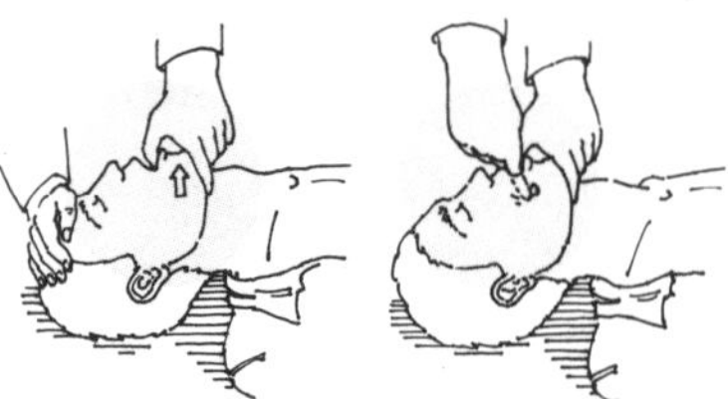

Si la personne ne respire pas spontanément,

❺ Ouvrir les voies respiratoires et tenter d'insuffler. Si l'air ne passe pas, ouvrir à nouveau les voies respiratoires et tenter d'insuffler.

Si les voies respiratoires sont obstruées,

❻ S'agenouiller au-dessus de la personne en plaçant ses jambes par dessus les cuisses de la victime.

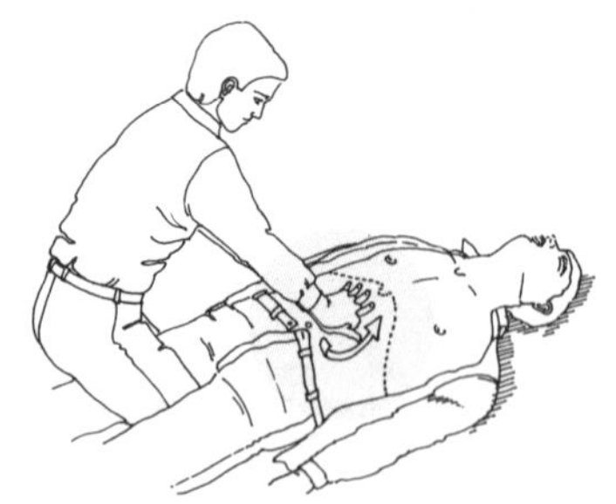

❼ Localiser l'endroit approprié où doit s'exercer la poussée, soit en plein centre de l'abdomen.

❽ Placer le talon d'une main contre l'abdomen de la victime, au-dessus du nombril mais bien en-dessous de la partie inférieure du sternum.

❾ Placer ensuite le talon de l'autre main par-dessus la première.

❿ Appuyer fermement sur l'abdomen en dirigeant le mouvement d'abord vers la colonne, puis vers le haut du corps; exécuter ainsi 5 poussées abdominales un peu en forme de J. Chaque poussée devrait constituer un mouvement distinct.

⓫ Recommencer les étapes nettoyer, insuffler, pousser, jusqu'à ce que le corps étranger soit expulsé ou que les secours spécialisés prennent la relève.

Si le corps étranger est expulsé,

⓬ Donner deux insufflations efficaces.

⓭ Vérifier le pouls pendant 5 à 10 secondes.

Si le pouls est présent,

⓮ Vérifier la respiration.

⓯ Si la respiration et le pouls sont normaux, placer la personne en position latérale de sécurité.

Si la respiration et le pouls sont absents,

⓰ Entreprendre les manœuvres de RCR.

Poussées thoraciques

Chez une personne obèse ou enceinte (grossesse avancée), la poussée thoracique est une compression qui s'exerce au milieu du sternum. Il faut être vigilant quant à l'endroit du point d'appui ou de compression et ne jamais exercer de pression sur la pointe inférieure du sternum.

La poussée thoracique est indiquée chez la personne enceinte lorsque la grossesse est avancée au point de ne pas laisser suffisamment d'espace entre le nombril et la pointe inférieure du sternum pour pratiquer les poussées abdominales.

La séquence des gestes à faire est la même que lors des poussées abdominales.

QUOI FAIRE ?

Si la personne obèse ou enceinte est consciente,

❶ Se placer derrière elle et lui encercler le thorax avec les bras, juste sous les aisselles.

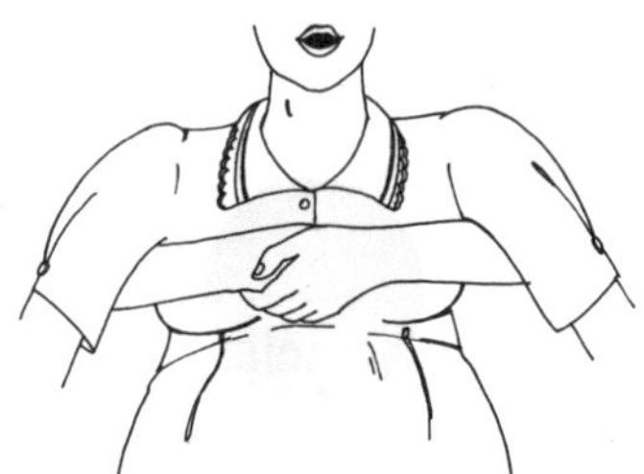

❷ Placer les mains de la manière suivante : une main repliée sur le poing fermé, le tout faisant contact avec le milieu du sternum.

❸ Exercer des poussées ou compressions rapides en dirigeant le mouvement directement vers soi. Éviter de pratiquer la poussée vers le haut, le bas ou le côté.

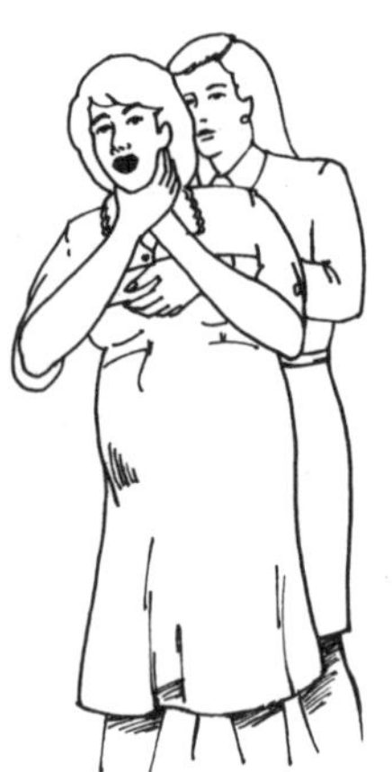

❹ Continuer les manœuvres jusqu'à désobstruction ou inconscience, dans le même ordre que dans le cas des poussées abdominales.

Si la personne obèse ou enceinte est inconsciente,

❶ Exercer les poussées thoraciques au même endroit que dans le cas des compressions thoraciques lors du massage cardiaque (*voir étapes* ❾ *à* ⓮, *p. 49*).

❷ Exercer 5 poussées thoraciques, chaque poussée devant être appliquée distinctement, avec l'intention d'éliminer l'obstruction.

❸ Continuer les manœuvres de désobstruction dans le même ordre que dans le cas des poussées abdominales.

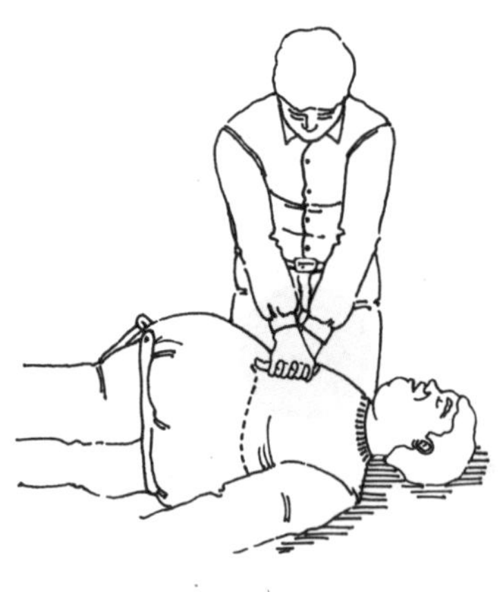

Obstruction

Personne consciente-Poussées abdominales

A

Évaluation primaire

Ambulance

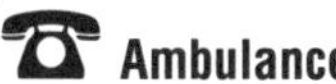

L Conscience, inconscience si l'obstruction persiste
A Porter les mains à la gorge
B Effort pour tousser
C Bleuissement de la peau

Objectifs de l'intervention

❶ Dégager les voies respiratoires
❷ Gonfler les poumons d'air pour oxygéner le sang

Je suis secouriste, avez-vous besoin d'aide ?
Hum ! hum !
Continuez à tousser.
Hum ! hum !
Êtes-vous capable de parler ?

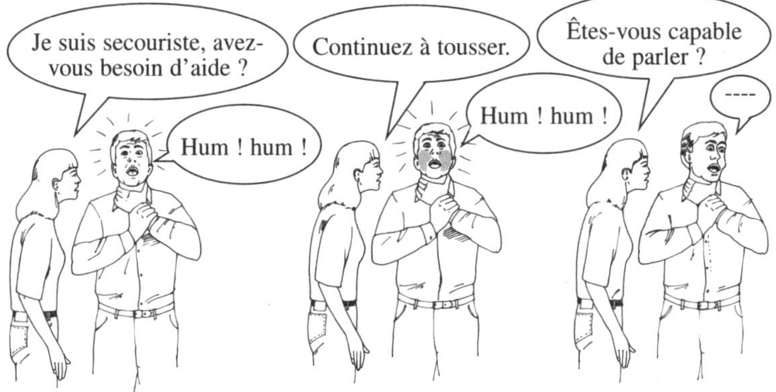

Presser fortement sur l'abdomen en exerçant un mouvement vers l'intérieur et vers le haut, un peu en forme de J.

Se tenir prêt au cas où la victime deviendrait inconsciente.

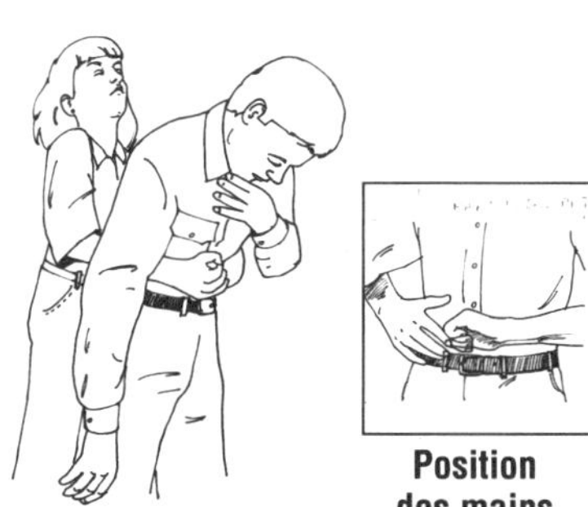

Position des mains

Évaluation secondaire

❶ Tant que l'obstruction persiste, traiter l'obstruction.
❷ Après l'obstruction, évaluer la respiration et le pouls; il y a des risques de blessures aux organes internes (hémorragie interne, état de choc).
❸ Préparer la victime au transport.

Obstruction

Personne inconsciente-Poussées abdominales

A

Évaluation primaire

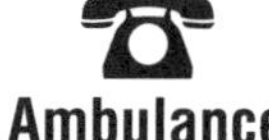

Ambulance

L Inconscience
A Impossibilité de ventiler
B Aucun soulèvement de la poitrine (**Attention** ! En soufflant trop fort, l'air va dans l'estomac et l'abdomen se gonffle.)
C Bleuissement de la peau

Objectifs de l'intervention

❶ Dégager les voies respiratoires
❷ Gonfler les poumons d'air pour oxygéner le sang

Regarder

au fond de la gorge;
déplacer la langue
et nettoyer avec le doigt.

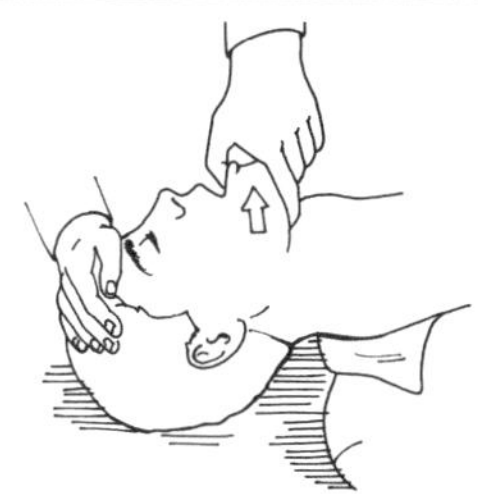

Tenter d'insuffler lentement, sans forcer; regarder si la poitrine se soulève.

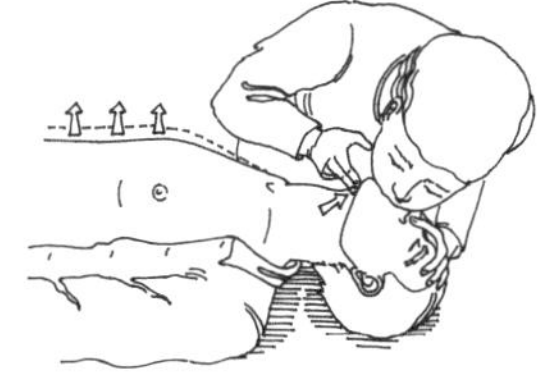

Si la poitrine ne se soulève pas après 2 tentatives de ventilation,
faire 5 poussées.

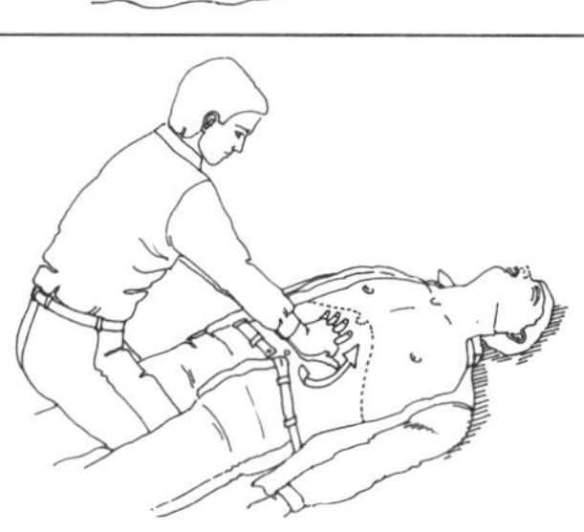

En cas de régurgitation, tourner la victime sur le côté et nettoyer la bouche avec les doigts.

Évaluation secondaire

❶ Tant que l'obstruction persiste, traiter l'obstruction.
❷ Après l'obstruction, évaluer la respiration et le pouls; il y a des risques de blessures aux organes internes (hémorragie interne, état de choc).
❸ Préparer la victime au transport.

Chapitre 6
Hémorragie

Chapitre 6

Hémorragie

L'hémorragie est un saignement causé par la rupture d'un vaisseau sanguin. Elle peut être externe ou interne.

L'hémorragie externe est visible puisque le sang s'écoule par une plaie localisée à la surface du corps. Toute hémorragie externe abondante ou continue doit être arrêtée rapidement. Quant à l'hémorragie interne, elle n'est évidemment pas visible. Cependant, l'accident qui l'a provoquée et les signes qui se manifestent en pareil cas peuvent permettre de la déterminer (*voir page* 72).

Une perte abondante de sang peut entraîner l'état de choc, situation où l'approvisionnement en sang des cellules et des organes est compromis.

En cas de blessure grave, surtout s'il y a saignement abondant, le secouriste doit faire en sorte que celui-ci soit maîtrisé et qu'il y ait un bon retour du sang des membres inférieurs vers le cœur et la tête.

Hémorragie externe

L'hémorragie sera plus ou moins abondante selon la grosseur et la fonction du vaisseau (artère ou veine) qui est rompu.

L'organisme dispose d'un mécanisme perfectionné pour contrôler le saignement. En effet, les vaisseaux ont la propriété de se contracter pour diminuer le passage du sang et permettre la formation de caillots qui agissent comme des bouchons. Ce mécanisme est d'autant plus efficace que le vaisseau est petit. De manière générale, cependant, la rupture d'un gros vaisseau exige l'intervention immédiate du secouriste afin de contrôler le saignement le plus rapidement possible par la compression directe.

Lorsque la compression est efficace, il y a arrêt de l'hémorragie, ce qui ne signifie toutefois pas qu'il n'y a absolument plus de sang qui s'écoule.

QUOI FAIRE ?

❶ Appeler l'ambulance.

❷ Repérer la plaie.

❸ Appliquer une pression directe. La pression directe se fait sur la plaie avec les doigts, la paume ou une compresse, de façon à écraser ou à comprimer fortement le vaisseau qui saigne. **Si le secouriste dispose d'une paire de gants, il doit les porter.**

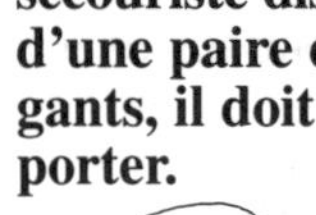

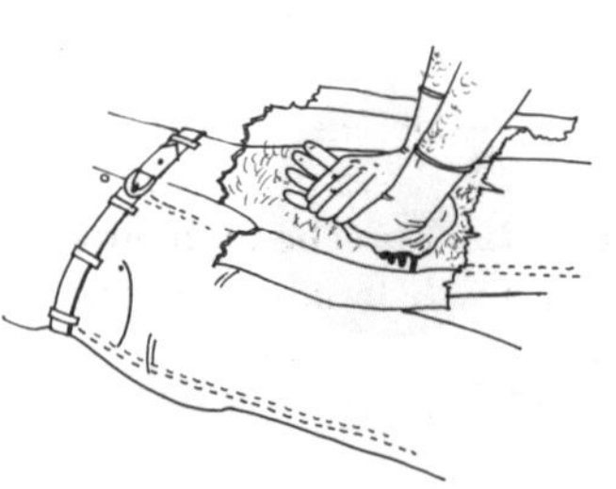

Si l'on dispose du matériel approprié

- Poser un pansement compressif sur la plaie et nouer les bandes fermement de façon à maintenir la compression.

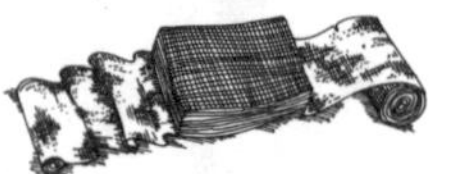

- Ou encore, mettre des compresses de gaze sur la plaie (se servir au besoin d'un tissu absorbant propre) et nouer fermement à l'aide d'une bande de gaze.

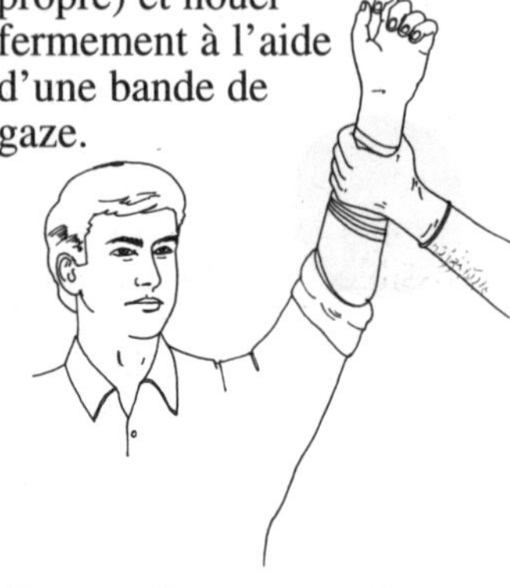

Si l'on ne dispose pas du matériel approprié

- Exercer la compression directe avec la main sans arrêt jusqu'à ce que le saignement cesse, pour permettre la formation d'un caillot. Relâcher afin de vérifier si le saignement s'est arrêté. Sinon, continuer à comprimer jusqu'à l'arrivée des techniciens ambulanciers.

En cas d'hémorragie au cou ou à l'aine

La rupture d'un gros vaisseau sanguin situé au cou ou à l'aine entraîne toujours une hémorragie d'une extrême gravité, pouvant causer la mort en quelques secondes.

Plaie au cou

- En évitant d'appuyer sur la trachée pour ne pas bloquer la respiration, écraser fermement avec le pouce l'artère qui longe la trachée ou tout autre gros vaisseau rompu.

- Comprimer le plus près possible du point de rupture, entre la plaie et le cœur. Ne jamais comprimer les vaisseaux du cou en cas de saignement au visage ou à la tête.

Plaie à l'aine

- Écraser le plus fortement possible avec le poing l'artère rompue.

- Comprimer le plus près possible du point de rupture, entre la plaie et le cœur.

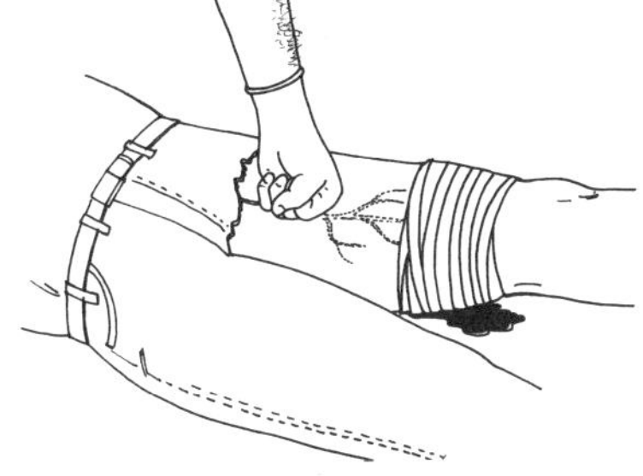

4. Lever le membre.

5. Installer la victime en position de repos (assise ou couchée).

6. Surveiller les signes et les symptômes de l'état de choc (*voir chapitre 7*).

7. Attendre l'ambulance.

Note. - Lorsque le secouriste est seul, il doit contrôler l'hémorragie avant d'aller appeler l'ambulance.

Mise en garde

Ne jamais appliquer d'ouate directement sur une plaie; les fibres de cette matière collent à la plaie et risquent de favoriser l'infection.

Même si le pansement est imbibé de sang, le laisser en place afin de ne pas déplacer le caillot en formation. Ajouter plutôt un autre pansement par-dessus le premier ou appuyer fermement avec la paume afin d'augmenter la pression sur le vaisseau qui saigne.

Éviter de trop serrer, le sang doit pouvoir circuler dans le membre. Si le bout des doigts ou des orteils est froid, engourdi ou prend une coloration blanche ou bleutée, c'est que le bandage bloque la circulation. Dans ce cas, relâcher un peu la tension.

Avant et après avoir fait le bandage, vérifier la circulation et la coloration de la peau.

Hémorragie lors du sectionnement (amputation) d'un membre

Procéder comme pour tout autre type d'hémorragie externe en suivant les étapes ❶ à ❼ décrites précédemment. (*Au besoin, voir la section sur le garrot p. 69.*)

Conservation du ou des segments amputés

QUOI FAIRE ?

❶ Envelopper le ou les segments sectionnés dans de la gaze stérile. À défaut, utiliser un linge propre.

❷ Placer ensuite le tout dans un sac de plastique propre et étanche (imperméable).

❸ Placer ce sac dans un deuxième sac ou dans un récipient contenant de la glace. La glace permet une meilleure conservation des tissus; elle ne doit cependant pas entrer en contact direct avec les tissus qui pourraient subir un dommage par le gel.

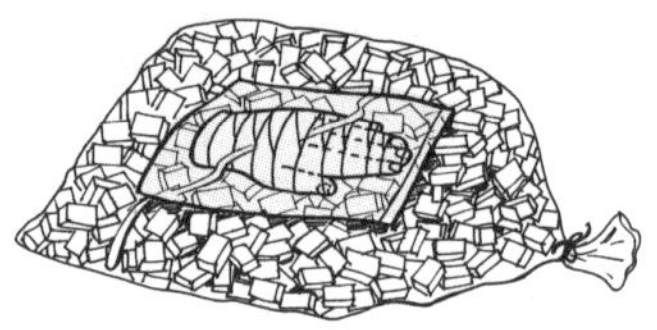

❹ Indiquer sur le sac l'heure et la minute de l'accident.

Note. - **Ces étapes sont importantes à suivre surtout pour un trajet qui durera longtemps. Lorsque le trajet est court, s'assurer que le ou les segments sont au moins couverts de gaze stérile (ne pas perdre de temps à chercher de la glace).**

Application d'un garrot (tourniquet)

Mise en garde

L'application du garrot n'est justifiée que dans le but de sauver la vie et lorsque toutes les autres techniques de contrôle de l'hémorragie mortelle ont échoué.

Il ne faut jamais relâcher la tension d'un garrot appliqué sur un membre complètement amputé.

Le garrot s'applique uniquement dans les cas suivants :

- lorsque le saignement n'a pu être maîtrisé par la compression directe;
- lorsque le secouriste doit effectuer en priorité la réanimation de la personne ou faire d'autres gestes d'extrême urgence.

Cette technique consiste à exercer une compression circulaire sur le trajet d'une artère sectionnée, le plus près possible du point de rupture. Cette compression s'exerce à l'aide d'un lien large (6 cm) noué solidement à l'aide d'un bâton autour du membre atteint. Une bande triangulaire, une manche de chemise ou une cravate peuvent servir de lien (pas de corde, de fil ou de lacet). Il s'agit d'une mesure extrême qui pourra possiblement entraîner la perte du membre blessé, mais sauver la vie de la personne. Le garrot peut uniquement être appliqué sur un membre.

QUOI FAIRE ?

❶ Appeler l'ambulance.

❷ Repérer la plaie.

❸ Coucher la personne, tête à plat, et soulever le membre blessé, si possible.

❹ Passer un lien large autour du membre, le plus près possible de la plaie, en évitant d'y toucher.

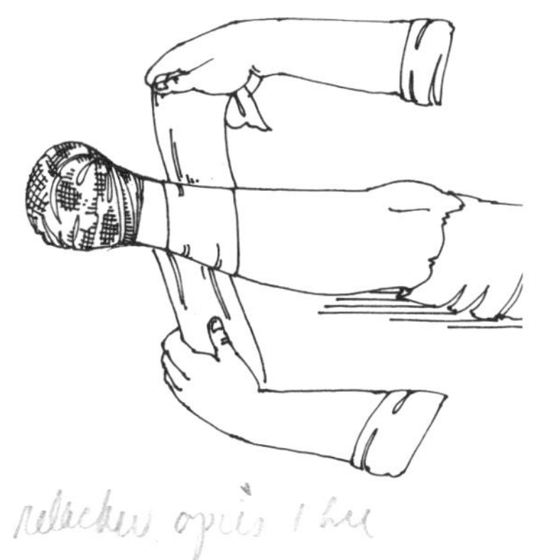

❺ Faire un premier nœud.

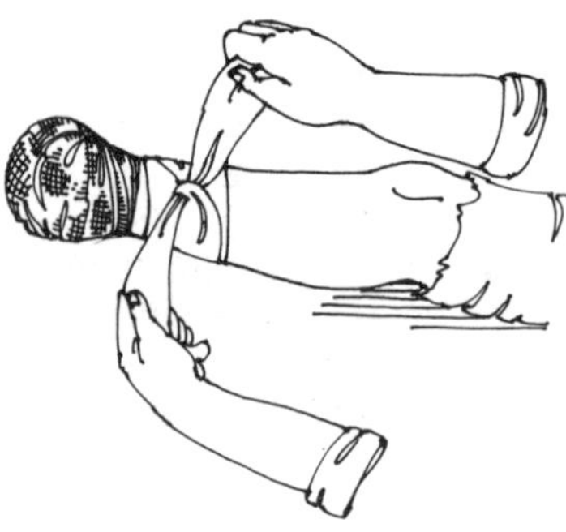

❻ Poser un bâton sur le nœud et faire deux autres nœuds autour du bâton.

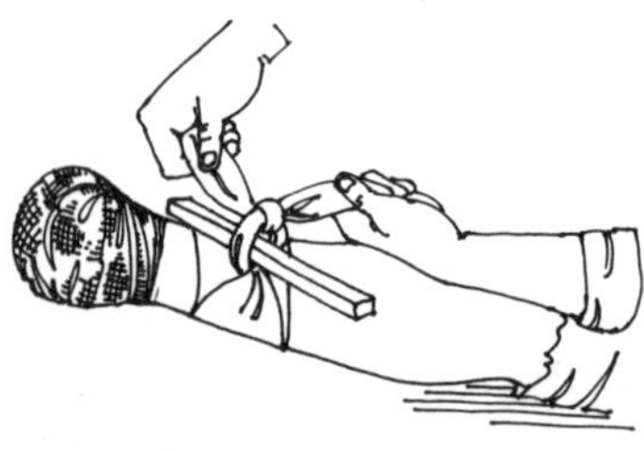

❼ Tourner le bâton jusqu'à ce que le saignement cesse. Il sera nécessaire de serrer fortement de façon à maîtriser réellement le saignement artériel. Il ne faudra pas s'étonner que cela provoque de la douleur.

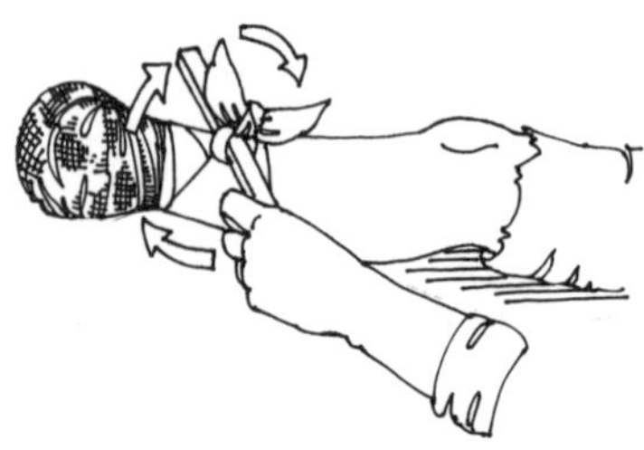

❽ Fixer le bâton en l'attachant à l'aide d'une autre bande.

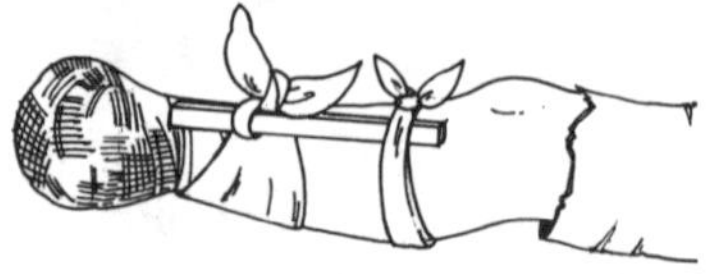

❾ Inscrire, de manière visible, sûre et le plus exactement possible l'heure et la minute de l'application du garrot (tourniquet) : T/4 : 16. Cette information doit être communiquée au personnel qui prendra en charge la victime.

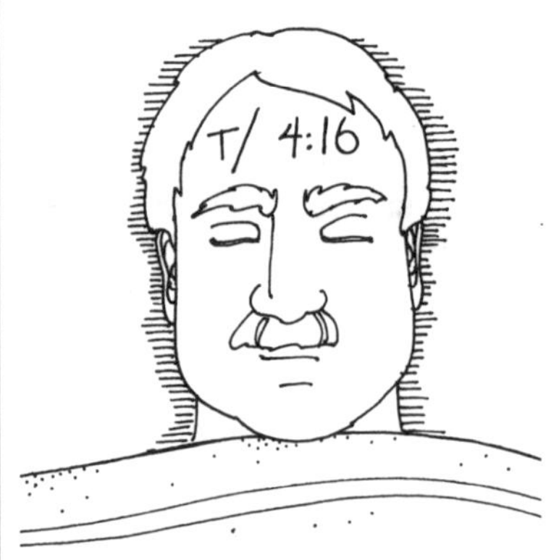

Saignement de nez

QUOI FAIRE ?

❶ Faire asseoir la personne, la tête légèrement penchée vers l'avant.

❷ Desserrer ses vêtements au cou et lui demander de respirer par la bouche.

❸ Pincer le nez fortement juste en bas de la partie osseuse (ou demander à la personne de le faire).

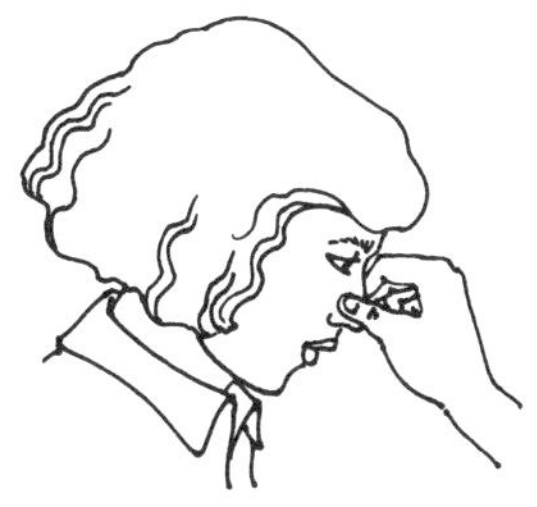

❹ Comprimer pendant 5 minutes au moins, et plus longtemps si nécessaire, afin de permettre la formation d'un caillot.

Une fois le saignement arrêté,

❺ Demander à la personne de ne pas se moucher pendant quelques heures.

❻ La diriger vers des soins spécialisés si le saignement persiste ou si les saignements du nez sont fréquents, s'ils s'accompagnent de maux de tête ou si la personne est connue pour avoir une tension artérielle élevée (hypertension).

Le secouriste doit vérifier s'il y a sur les lieux un produit susceptible de causer des saignements de nez : solvants, colle sous pression, métal (électroplacage), etc.

Note. - Si l'on soupçonne une fracture du nez, il ne faut pas tenter d'arrêter le saignement en comprimant. Une fracture du crâne peut également provoquer un écoulement de sang par le nez ou les oreilles, ou les deux. Dans ce cas, il ne sert à rien, non plus, de comprimer.

Hémorragie interne

L'hémorragie interne est causée par la perforation des tissus ou des organes internes, généralement à la suite d'une fracture, d'un coup ou d'un traumatisme par pénétration (clou, couteau, etc.). La plupart des blessures entraînant une hémorragie interne nécessitent une intervention chirurgicale d'urgence.

SIGNES ET SYMPTÔMES

Un ou plusieurs de ces signes et symptômes peuvent être constatés :

- Pouls rapide et faible
- Peau moite et froide
- Nausées, vomissements
- Pâleur, frissons, sueurs froides, peau cireuse
- Anxiété, sensation de soif
- Faiblesse, somnolence, tendance à l'évanouissement
- Respiration de plus en plus rapide, laborieuse, plus profonde, selon les cas
- Perte graduelle de l'état de conscience
- Sensibilité ou douleur à l'endroit de l'hémorragie
- Meurtrissure et enflure

D'autres signes et symptômes peuvent aussi être observés, selon que l'hémorragie est localisée aux endroits suivants :

- Tête : comportement inhabituel, inconscience
- Poumons : difficulté respiratoire, écume rosée à la bouche
- Estomac : vomissement de sang
- Abdomen : durcissement de l'abdomen, douleurs localisées ou diffuses; douleurs au toucher, peau bleutée

QUOI FAIRE ?

❶ Appeler l'ambulance.

❷ Faire les mêmes gestes que s'il s'agissait d'un état de choc (*voir chapitre 7*).

❸ Attendre l'ambulance.

Hémorragie

Pression-Élévation-Repos

C

Évaluation primaire

Ambulance

C Plaie avec écoulement de sang
Douleur et/ou déformation au siège de la blessure

Objectifs de l'intervention

❶ Contrôler l'écoulement de sang
❷ Favoriser la formation d'un caillot

Pour voir la plaie, découper les vêtements.

S'il y a un objet dans la plaie, ne pas enlever l'objet.

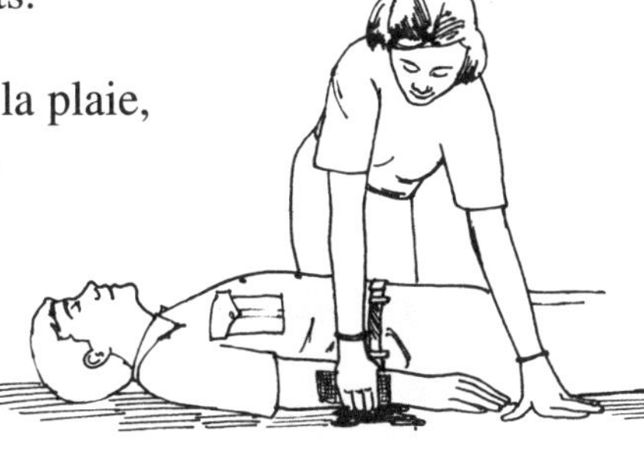

Pression

- Avec la main (porter des gants)
- Avec un pansement

Élévation

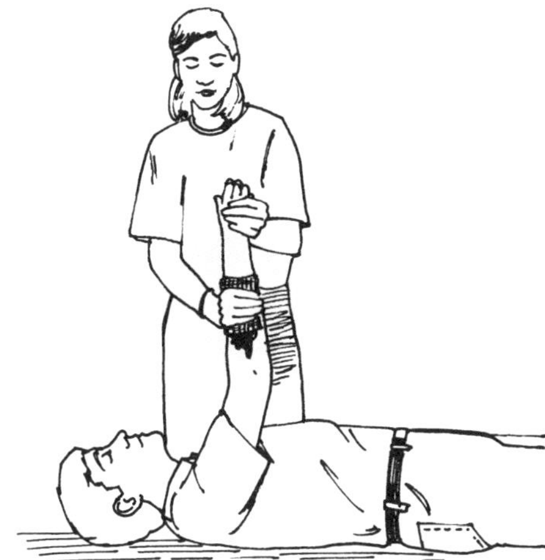

Repos

Chapitre 7

État de choc

Chapitre 7

État de choc

L'état de choc consiste en une perfusion insuffisante des tissus et de tout le corps. Il ne s'agit pas d'une maladie. Le choc apparaît par suite d'un traumatisme ou d'une blessure. Le choc peut se manifester lorsqu'une blessure grave entraîne une perte importante de sang, un dommage au cœur, une blessure à la colonne, une blessure aux poumons ou lorsqu'une maladie grave entraîne une vasodilatation périphérique ou une déshydratation grave.

Il faut toujours se rappeler que pour que le sang circule de façon satisfaisante :

- le volume sanguin doit être suffisant;
- la pompe cardiaque doit bien fonctionner;
- le système vasculaire doit être intact;
- le sang doit être oxygéné.

Le choc est un état où l'approvisionnement en sang et en oxygène des cellules et des organes est sérieusement compromis. Cet état, s'il se prolonge, conduit à une atteinte de la fonction des organes et des cellules. L'intervention consiste à rétablir une circulation suffisante. Pour le secouriste, il s'agit de comprendre la situation et d'assurer un bon retour du sang des membres inférieurs vers le cœur.

SIGNES ET SYMPTÔMES

Les signes et symptômes de l'état de choc ne se manifestent pas toujours immédiatement après l'accident; ils apparaissent parfois à retardement. Il faut donc se montrer vigilant.

Un ou plusieurs de ceux-ci peuvent être constatés :

- Pouls rapide et faible
- Peau moite et froide
- Nausées, vomissements
- Pâleur, frissons, sueurs froides, peau cireuse
- Anxiété, sensation de soif
- Faiblesse, somnolence, tendance à l'évanouissement
- Respiration de plus en plus rapide, laborieuse, plus profonde, selon les cas
- Perte graduelle de l'état de conscience

QUOI FAIRE ?

❶ Appeler l'ambulance.

Après avoir contrôlé les problèmes reliés à **L'ABC** ou exécuté d'autres manœuvres urgentes, s'il y a lieu :

❷ Desserrer les vêtements.

❸ Si on dispose d'une couverture, couvrir la victime, ce qui a pour effet de diminuer la perte de chaleur du corps.

❹ Surveiller attentivement la respiration et le pouls.

❺ Étendre la personne confortablement, tête à plat (sans coussin ni oreiller), et tenter de la rassurer. On peut aussi lui lever les jambes d'environ 30 cm.

❻ La tourner sur le côté si elle vomit ou devient inconsciente.

❼ Attendre l'ambulance.

Pour prévenir l'état de choc, on peut installer la victime dans l'une ou l'autre des positions suivantes, selon le cas.

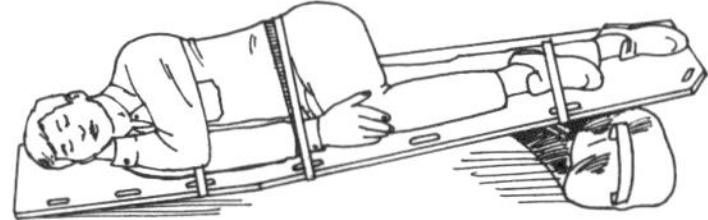

La personne a une hémorragie.

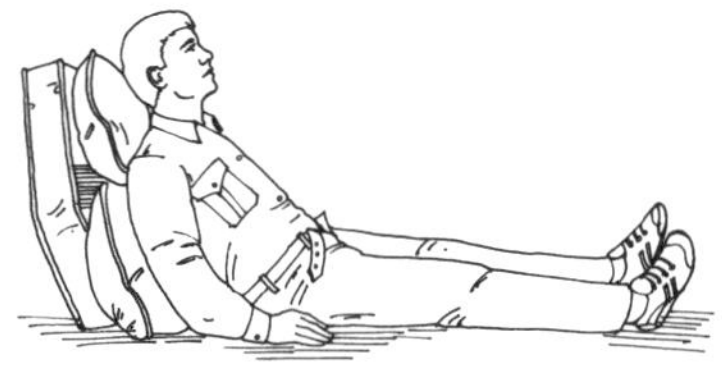

La personne éprouve des difficultés respiratoires.

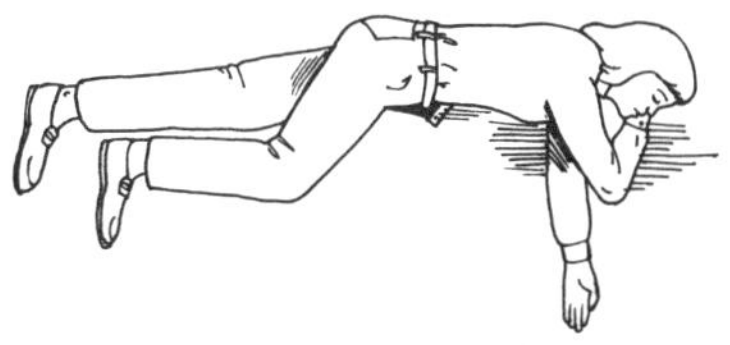

La personne est inconsciente.

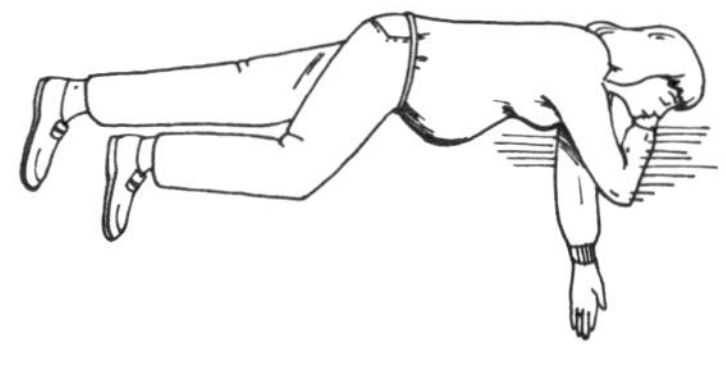

La personne est enceinte et inconsciente.

Mise en garde

Ne donner ni liquide ni nourriture à la personne, même si elle en réclame.

Devant toute blessure grave, surtout s'il y a saignement abondant, surveiller les signes de l'état de choc.

Chapitre 8
Plaies

Chapitre 8
Plaies

La peau est la première barrière de protection contre les effets de l'environnement. Bien qu'elle soit très résistante, la peau demeure sujette à toutes sortes de blessures.

Divers types de plaies cutanées peuvent survenir en milieu de travail. Elles vont de la simple écorchure aux lacérations profondes. Dans tous les cas, le secouriste doit maîtriser le saignement, tenter de prévenir la contamination et protéger la plaie. Il doit ensuite appliquer les pansements et les bandages appropriés.

Plaie importante au visage

Les plaies importantes au visage peuvent nuire à la respiration à cause de l'écoulement de sang et de la présence de débris dans la bouche et la gorge.

QUOI FAIRE ?

❶ Appeler l'ambulance.

❷ Lorsque la personne est consciente, l'installer en position assise, la tête légèrement penchée vers l'avant.

❸ Lorsque la personne est inconsciente, la placer plutôt en position latérale de sécurité pour permettre la respiration.

Mise en garde

Lorsqu'on soupçonne une possibilité de traumatisme, immobiliser la victime comme s'il s'agissait d'une fracture de la colonne. Ne pas tenter de manœuvres de compression s'il y a des plaies ou des blessures graves au visage.

Plaie à l'abdomen avec sortie des viscères

Une plaie avec sortie des organes ou viscères abdominaux est une blessure d'une extrême gravité, qui s'accompagne dans la majorité des cas d'une hémorragie interne importante.

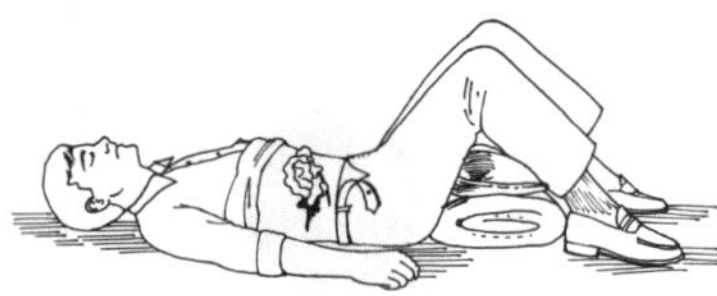

QUOI FAIRE ?

❶ Appeler l'ambulance

❷ Repérer la plaie.

❸ Placer la victime en position semi-assise, la tête et les épaules soulevées, les genoux soulevés et soutenus **ou** en position couchée, les genoux soulevés et soutenus.

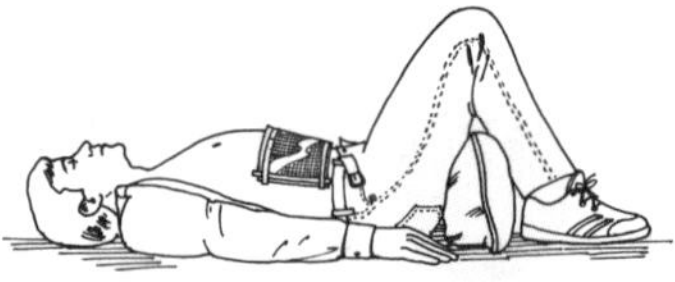

❹ Sans tenter de remettre les organes en place, les protéger en les recouvrant complètement de compresses humides (stériles de préférence) imbibées d'eau. Il est important de garder les viscères humides.

❺ Couvrir les compresses humides d'un bandage large.

❻ Couvrir ensuite la personne d'une couverture afin de diminuer le plus possible la perte de chaleur du corps.

❼ Surveiller les signes de l'état de choc.

❽ Attendre l'ambulance.

Plaie au thorax avec perforation du poumon

Quand s'ajoute une perforation du poumon à une plaie au thorax, du sang ou des bulles d'air mêlées de sang s'échappent de la plaie. Il s'agit d'une blessure très grave accompagnée très souvent d'une hémorragie interne. Ce genre de blessure se produit surtout à la suite d'accidents de la route; en milieu de travail, cette blessure peut être causée par la projection d'un objet qui vient se loger dans la poitrine.

QUOI FAIRE ?

❶ Appeler l'ambulance.

En présence d'un corps étranger logé dans la poitrine,

❷ Ne pas tenter de le retirer et procéder de la même manière que lorsqu'il s'agit d'une plaie avec présence d'un corps étranger (*voir p. 82*).

En l'absence de corps étranger,

❸ Empêcher immédiatement l'air d'entrer dans la plaie. Recouvrir celle-ci de manière à la sceller avec la paume. Maintenir la plaie hermétiquement fermée; l'air ne doit pas entrer quand la personne respire.

❹ Faire préparer par une autre personne un pansement hermétique qui doit recouvrir toute la plaie de façon à empêcher l'air d'y pénétrer. Prendre quelques compresses de gaze et placer un morceau de cellophane ou toute autre matière imperméable à l'air.

❺ Fixer solidement (avec du diachylon) ce pansement sur trois côtés seulement (en laissant le côté le plus bas ouvert). Le pansement ainsi posé empêche l'air d'entrer à l'inspiration, mais lui permet de s'échapper à l'expiration.

Si la personne est consciente,

❻ L'installer en position semi-assise ou tournée sur le côté (côté de la blessure), tête et épaules relevées par des coussins afin de lui faciliter la respiration. Ne pas coucher la personne tête à plat, car elle risque d'étouffer. Desserrer les vêtements (col, ceinture, etc.).

Si la personne est inconsciente,

❼ Après avoir fait les gestes décrits précédemment, l'installer en position latérale de sécurité, du côté de la blessure; le côté sain pourra ainsi mieux fonctionner.

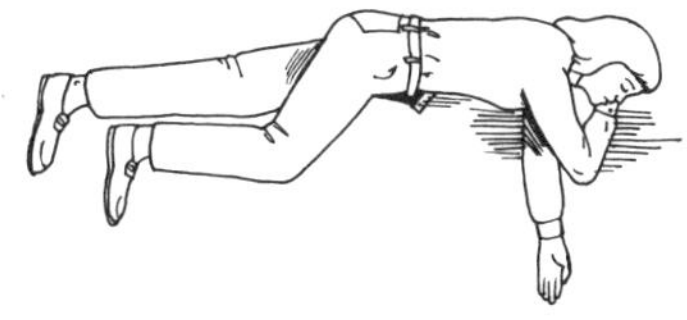

❽ Surveiller les signes et les symptômes de l'état de choc.

❾ Attendre l'ambulance.

QUOI FAIRE ?

❶ Appeler l'ambulance.

❷ Repérer la plaie.

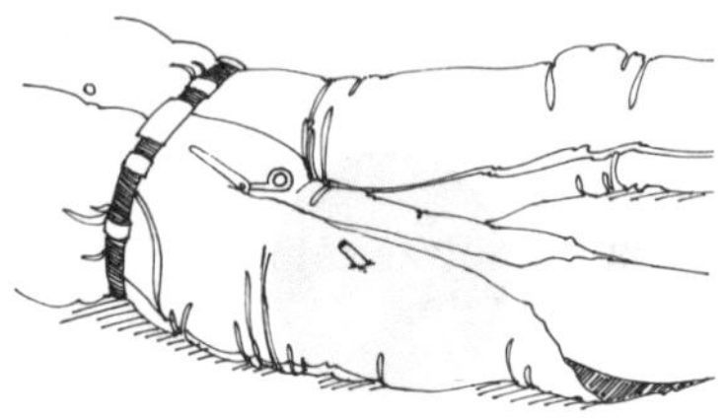

❸ Laisser le corps étranger en place. Ne pas tenter de l'enlever, cela augmenterait les risques d'hémorragie et de rupture de nerfs, de muscles ou de vaisseaux à l'endroit de la blessure.

❹ Maîtriser le saignement en pressant à l'aide de compresses de gaze tout autour du corps étranger. Exercer la pression en prenant soin de ne pas bouger le corps étranger afin de ne pas aggraver la plaie.

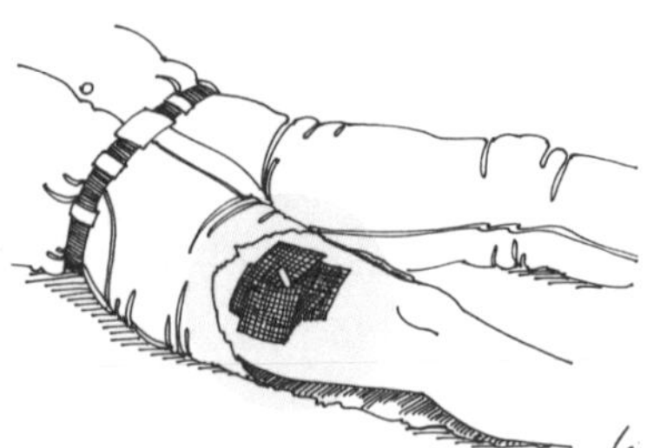

❺ Si le saignement est abondant, coucher la personne, tête à plat, et lui soulever les pieds.

❻ Poser des pansements autour de l'objet afin de l'empêcher de bouger.

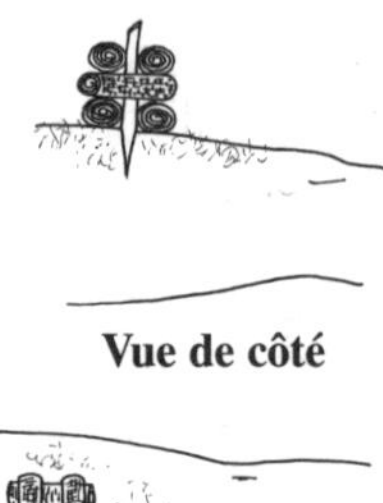

Vue de côté

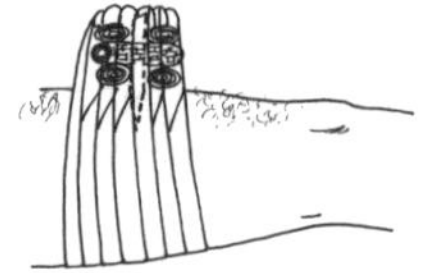

Vue de haut

❼ Maintenir les pansements à l'aide d'un rouleau de gaze, d'une bande triangulaire ou d'un bandage élastique.

❽ Surveiller les signes et les symptômes de l'état de choc.

❾ Attendre l'ambulance.

Écrasement d'un membre

QUOI FAIRE ?

❶ Appeler l'ambulance.

❷ Maîtriser le saignement par compression directe si nécessaire.

❸ Si la blessure est située au pied, ne pas enlever la chaussure; elle comprimera et soutiendra le pied.

❹ Couvrir toutes les plaies de compresses de gaze stérile une fois le saignement maîtrisé.

❺ Envelopper avec de la gaze.

❻ Placer sous le membre blessé une attelle (petite planche, bande de carton rigide) et envelopper le tout de manière à stabiliser le membre, mais sans le déplacer, au cas où il y aurait fracture.

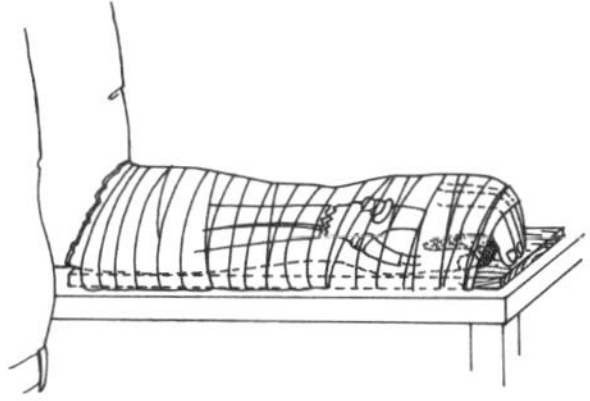

❼ Garder la personne allongée et surveiller les signes et les symptômes de l'état de choc si le saignement a été abondant.

❽ Attendre l'ambulance.

Plaies mineures

Il y a différents genres de plaies. Il peut s'agir d'écorchures ou d'éraflures, de coupures ou de lacérations (déchirures irrégulières de la peau et des tissus environnants), de piqûres ou de plaies causées par des objets pointus. Habituellement, ces plaies ne dépassent pas la couche superficielle de la peau.

La plaie est plus ou moins grave selon son étendue, sa profondeur, l'endroit du corps où elle se situe et le saignement qu'elle provoque. Si une plaie saigne abondamment, il faut d'abord maîtriser le saignement et protéger la plaie ensuite.

QUOI FAIRE ?

Le secouriste doit avoir les mains propres et porter des gants, utiliser du matériel et des pansements propres ou stériles.

❶ Laver la région blessée à l'eau courante et au savon doux.

❷ Si possible enlever les saletés qui se trouvent autour de la plaie.

❸ Si le lavage ne peut être pratiqué ou s'il reste encore des saletés, nettoyer la plaie délicatement avec des compresses.

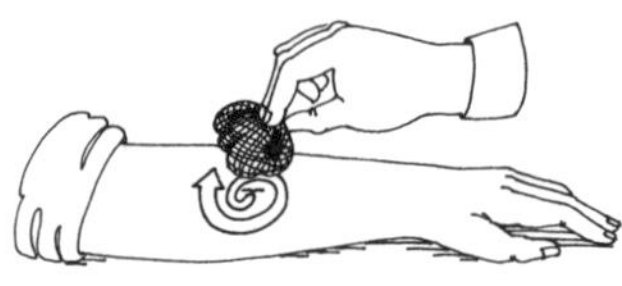

❹ Lorsque la plaie est propre, appliquer un pansement protecteur. Il peut s'agir soit d'un **pansement adhésif**, soit d'une **compresse de gaze** fixée sur les quatre côtés avec du diachylon.

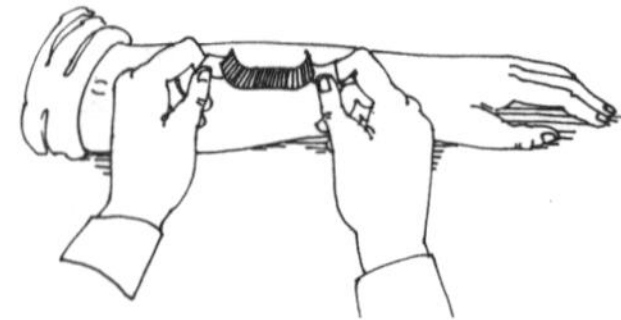

Pansement adhésif

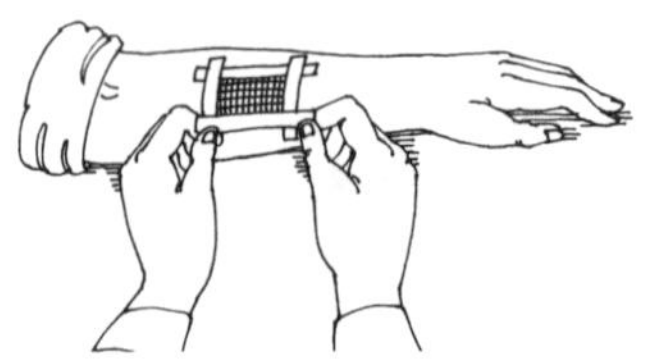

Compresse de gaze

❺ En cas de doute, faire évaluer la plaie par un médecin (possibilité de point de suture et de vaccination contre le tétanos).

Note. - **Toute blessure ayant endommagé la peau (éraflure, coupure, piqûre, morsure, brûlure, etc.) peut être contaminée par le bacille tétanique (genre de bactérie). Le bacille est présent partout dans la poussière, la terre ou sur le sol, d'où le nom de tétanos désignant la maladie grave et même mortelle qu'il peut provoquer. La vaccination peut protéger contre cette maladie.**

Devant une plaie, particulièrement si elle est sale, souillée ou malpropre, demander à la personne quand elle a été vaccinée pour la dernière fois. Si elle n'a pas reçu de rappel (nouvelle vaccination) depuis les cinq dernières années, elle doit être dirigée vers des soins spécialisés (hôpital, clinique) afin d'être immunisée, si nécessaire.

Mise en garde

Ne pas utiliser d'ouate (coton absorbant) pour nettoyer une plaie; les fibres collent à la plaie et favorisent l'infection.

Ne mettre aucun médicament ou tampon antiseptique sur la plaie.

Chapitre 9
Fractures

Chapitre 9
Fractures

Les blessures aux muscles et aux os se produisent fréquemment en milieu de travail. Les secouristes doivent donc, dans ces circonstances, se préparer à intervenir de façon appropriée.

Une connaissance de l'ossature du corps humain permet une meilleure compréhension des premiers secours à donner en cas de fractures, luxations ou entorses. Le squelette a pour fonction principale de servir de support et de protéger les principaux organes. Voici ses composantes essentielles :

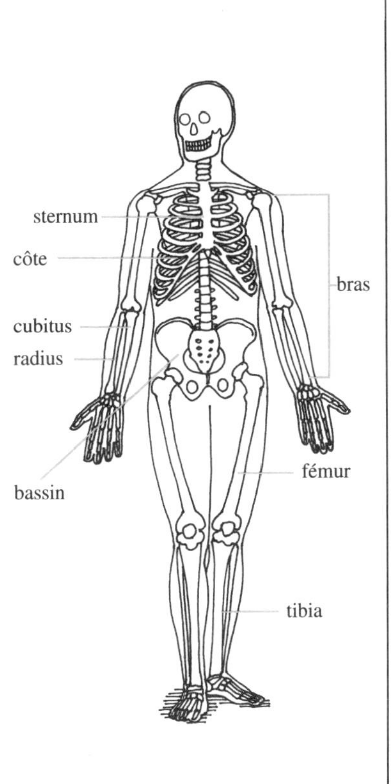

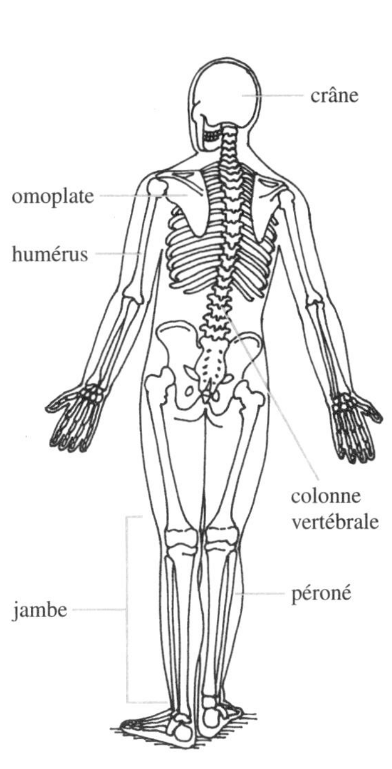

Une fracture est la rupture d'un os. Elle peut se présenter avec ou sans déplacement des deux parties de l'os fracturé, selon que les deux parties conservent ou non leur alignement normal. Dans certains cas, la fracture avec déplacement peut se compliquer d'une plaie ouverte où l'os peut être apparent. Il s'agit alors d'une fracture ouverte et même si l'os n'est pas apparent, s'il y a plaie, il faut considérer qu'il s'agit d'une fracture ouverte.

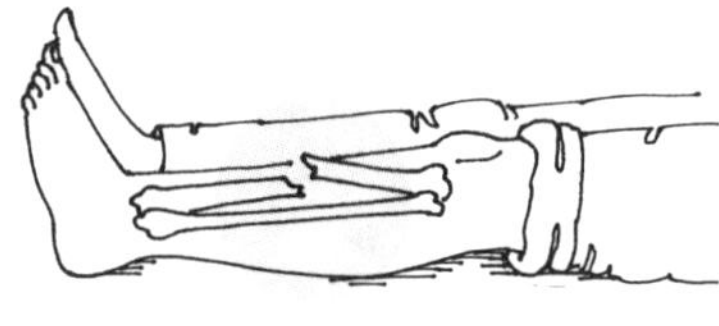

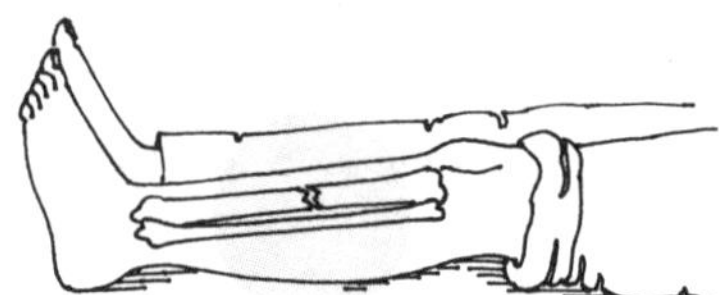

SIGNES ET SYMPTÔMES

La fracture, la luxation et l'entorse peuvent présenter l'un ou l'autre des signes et symptômes suivants :

- Douleur intense et persistante
- Mouvement impossible ou difficile
- Enflure autour de la blessure
- Déformation et raccourcissement, plus ou moins important selon le cas (comparer le membre sain avec le membre blessé)

En présence de ces signes et symptômes, toujours secourir comme s'il y avait fracture.

En cas de fracture, de luxation ou d'entorse, les gestes à faire consistent principalement à empêcher la partie atteinte ou le membre blessé de bouger, de l'une des deux façons suivantes :

- en **stabilisant** la partie atteinte ou le membre blessé dans la position où on l'a trouvé, de façon à l'empêcher de se déplacer ou de bouger en attendant les secours ambulanciers;
- en **immobilisant** complètement la partie atteinte ou le membre blessé de manière à empêcher tout mouvement, seulement si des secours ambulanciers ne sont pas disponibles pour assurer le transport de la personne (en forêt, par exemple). *Voir chapitre 19.*

Fracture des membres supérieurs ou inférieurs

Stabilisation

QUOI FAIRE ?

❶ Appeler l'ambulance.

❷ Faire allonger ou asseoir la personne, selon le cas. Habituellement, la personne adopte la posture qui cause le moins de douleur.

❸ Lui demander d'éviter tout mouvement susceptible d'aggraver sa blessure. Ne pas faire de traction d'aucune sorte et ne pas tenter de replacer un membre déformé.

❹ S'il s'agit d'une fracture ouverte, protéger la plaie.

❺ Éviter de toucher la plaie à mains nues et d'y exercer une pression quelconque.

❻ Poser des compresses de gaze stérile sur toute la plaie et toutes les parties d'os visibles, si c'est le cas.

❼ En évitant toute pression sur les pointes osseuses, fixer délicatement (sans serrer) les compresses à l'aide d'une bande de gaze.

❽ Stabiliser de la manière suivante :

Membres supérieurs
En évitant tout effort ou mouvement superflu ou douloureux, soutenir le membre blessé (dans la position la plus confortable pour la personne) avec des coussins ou autres appuis de façon à l'empêcher de bouger.

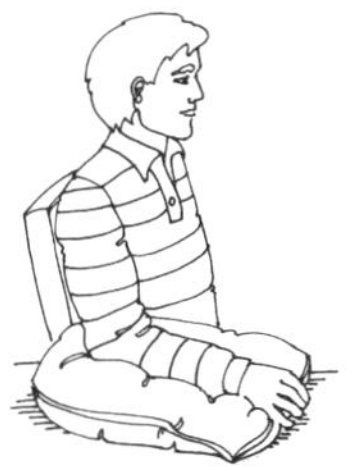

Membres inférieurs
Poser des appuis (oreillers, coussins, vêtements repliés, etc.) de chaque côté du membre blessé de façon à l'empêcher de bouger et à diminuer l'inconfort. Remplir les creux naturels.

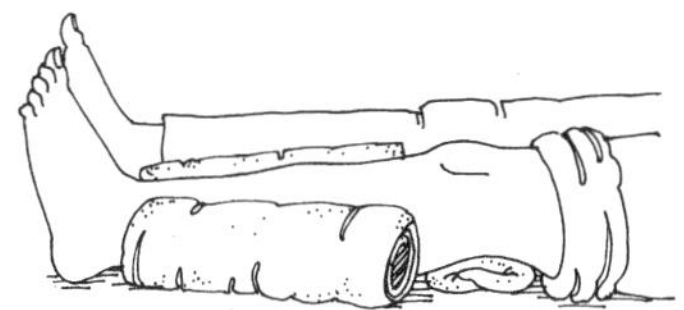

Note. - Si la personne le tolère bien, appliquer de la glace ou des compresses froides s'il y a enflure ou douleur à l'endroit de la fracture (pas plus de 20 minutes). Ne jamais mettre de glace ou de compresses froides sur une fracture ouverte.

Mettre de la glace dans un sac de plastique et enrouler celui-ci dans une serviette en tissu-éponge.

Sinon, tremper des compresses de gaze ou une serviette en tissu-éponge dans l'eau froide, essorer et, si possible, placer au congélateur quelques minutes avant usage. Mettre le tout dans un sac de plastique avant de le déposer à l'endroit de l'enflure ou de la douleur.

❾ Attendre l'ambulance.

Si le transport ambulancier est impossible ou s'il se fait sur une longue distance,

- Procéder à une immobilisation complète avant de transporter la victime pour empêcher tout mouvement de la partie atteinte ou du membre blessé.

- Pour immobiliser, se servir du matériel prévu à cette fin :

  - des attelles (planches étroites de différentes longueurs en bois, en métal, en matière plastique ou en carton rigide);

  - des bandes triangulaires.

- Si le matériel approprié n'est pas disponible, utiliser du matériel improvisé :

  - couverture, vêtements, oreillers, coussins, revues, journaux;

  - planches étroites, branches d'arbres, carton rigide, feuilles de contre-plaqué;

  - membre adjacent non atteint (autre jambe, doigt).

QUOI FAIRE ?

❶ Poser une planchette ou une attelle contre la partie atteinte ou le membre blessé.

❷ Fixer cette attelle au moyen d'attaches nouées en haut et en bas de la blessure de façon à empêcher tout mouvement susceptible de l'aggraver ou d'augmenter la douleur. Ne jamais nouer un bandage ou tout autre genre d'attache à l'endroit exact de la blessure, cela risque de l'aggraver. (*Voir chapitre 19.*)

Immobilisation des membres supérieurs

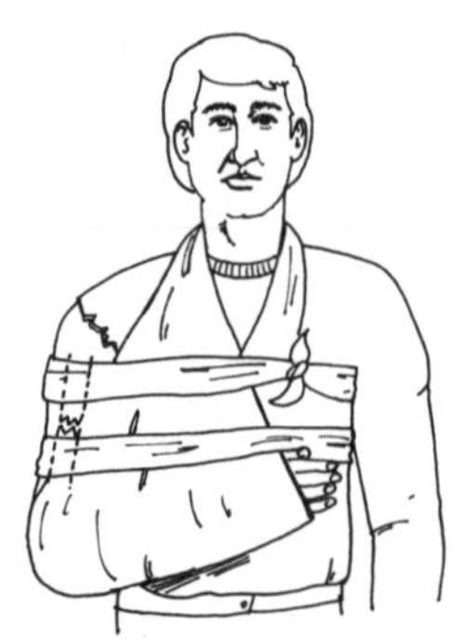

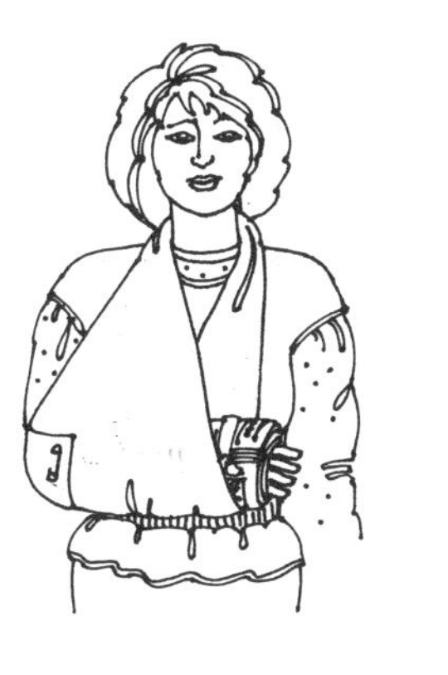

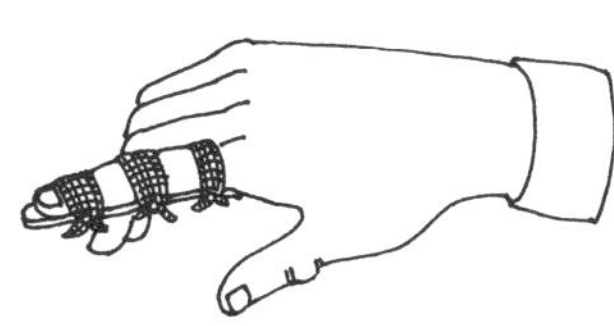

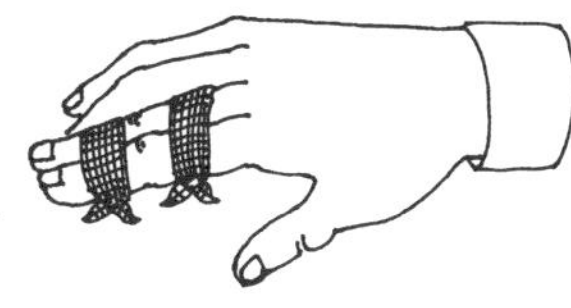

Immobilisation des membres inférieurs

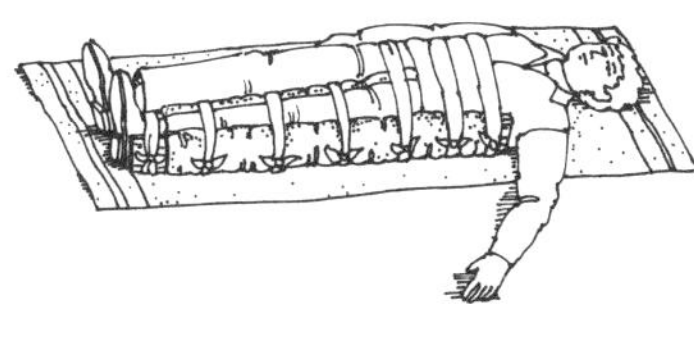

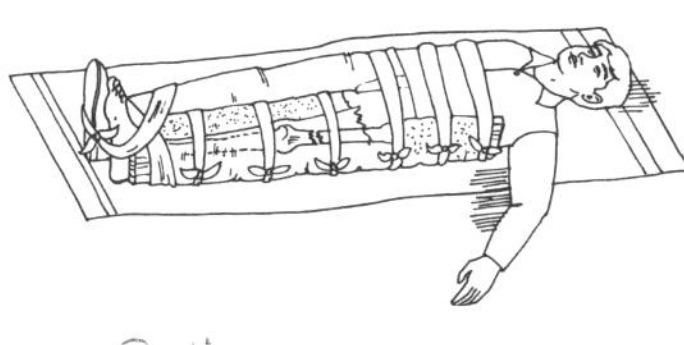

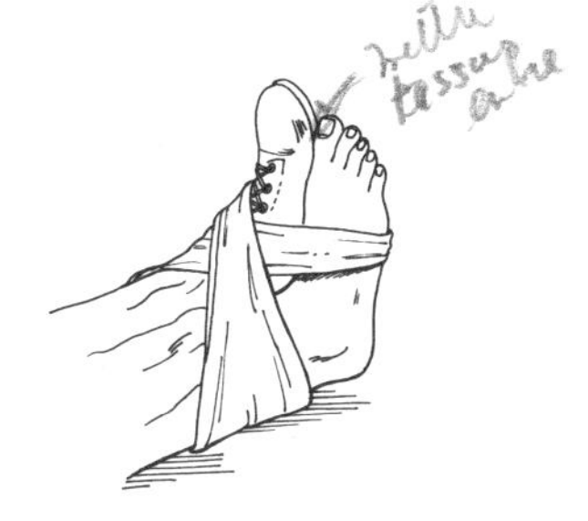

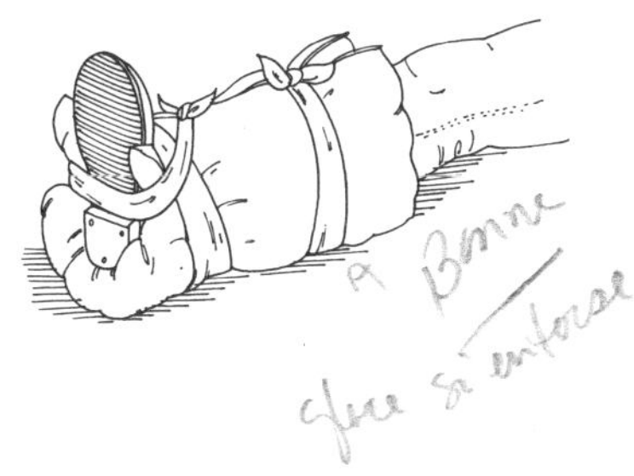

Mise en garde

L'attelle pneumatique est parfois utilisée. Si tel est le cas, il est nécessaire de surveiller la coloration des doigts ou des orteils et de dégonfler légèrement au besoin. En effet, l'attelle pneumatique est sensible aux variations de température et de pression atmosphérique et elle peut gêner la circulation du sang.

Sous l'influence de la chaleur, l'attelle se dilate, serre davantage et gêne la circulation sanguine; par temps froid, elle devient rigide et plus difficile à gonfler.

En cas de transport par avion ou hélicoptère, la pression à l'intérieur de l'attelle a tendance à augmenter et le serrage peut devenir excessif.

Fracture de la colonne vertébrale

Lorsqu'il y a fracture de la colonne vertébrale, l'os ou les os fracturés risquent à tout moment d'écraser ou de sectionner la moelle épinière, entraînant ainsi la paralysie des membres situés en dessous du point de rupture de la moelle. La paralysie ne survient pas toujours au moment du choc qui cause la fracture, elle peut survenir lors de la manipulation de la personne blessée. Une mauvaise manipulation peut entraîner une paralysie chez les blessés de la colonne vertébrale. Aussi, le secouriste doit toujours agir prudemment et prendre les précautions nécessaires lorsqu'il soupçonne qu'il pourrait s'agir d'une fracture de la colonne.

SIGNES ET SYMPTÔMES

Un ou plusieurs de ces signes et symptômes peuvent être présents :

- Douleur à l'endroit de la fracture
- Engourdissement
- Mouvement difficile ou impossible
- Insensibilité
- Paralysie

Si la personne est inconsciente, les signes et les symptômes sont plus difficilement observables ou vérifiables. Le secouriste doit donc interroger les témoins sur les circonstances de tout accident pouvant laisser soupçonner des blessures à la colonne vertébrale. En cas de doute, il doit toujours secourir comme s'il s'agissait d'une fracture de la colonne.

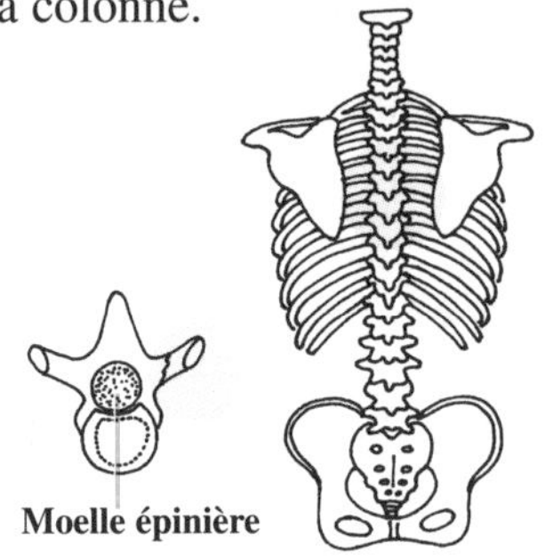

QUOI FAIRE ?

❶ Appeler l'ambulance.

❷ Laisser la personne dans la position où on l'a trouvée et, si elle est consciente, lui expliquer l'importance de rester immobile.

❸ Stabiliser en plaçant des appuis (des couvertures) de chaque côté de la tête et du corps afin de les empêcher de bouger ou de basculer.

❹ Couvrir la personne d'une couverture si possible.

❺ Attendre l'ambulance.

❻ Si la victime doit être bougée pour le déplacement d'urgence et le transport à l'hôpital, procéder selon les étapes décrites au chapitre 19.

Fracture ou traumatisme du crâne

Lorsque les circonstances de l'accident laissent supposer qu'il pourrait s'agir d'une fracture du crâne, il faut toujours secourir comme s'il s'agissait d'une fracture de la colonne. Tout traumatisme important au visage ou à la tête doit aussi être traité comme une fracture de la colonne.

SIGNES ET SYMPTÔMES

Les signes et symptômes varient selon la nature et la gravité de la lésion.

- Douleur à la tête
- Pupilles inégales
- Déformation de la voûte crânienne
- Écoulement de sang ou d'un liquide clair par le nez ou les oreilles
- Nausées et vomissements
- Confusion, agitation, somnolence
- Perte de mémoire
- Perte de conscience
- Paralysie

Note. - Au début, il peut ne pas y avoir de signes.

Lors d'un traumatisme à la tête, il peut aussi se produire une hémorragie interne dont les signes peuvent être tardifs. Des troubles du comportement (agitation, confusion, excitation) pourront se manifester pour faire place à de la somnolence, puis à l'inconscience. Ces troubles s'accompagnent presque toujours de nausées et de vomissements.

Il faut donc se méfier et toujours craindre une hémorragie interne dont les effets sont à retardement. Le secouriste doit rechercher l'existence de ces troubles du comportement et noter l'heure à laquelle ils ont commencé, si c'est le cas, afin d'en informer les techniciens ambulanciers.

Mise en garde

Toute personne blessée à la tête et qui a perdu conscience doit être dirigée vers un hôpital.

Chapitre 10

Brûlures

Chapitre 10
Brûlures

En milieu de travail, des brûlures surviennent, causées entre autres par des chaleurs extrêmes : flammes, particules de métal en fusion, vapeurs, etc. Il s'agit de brûlures thermiques. Elles sont dites chimiques lorsqu'elles sont causées par des substances corrosives à l'état liquide ou solide. Il faut craindre tout particulièrement les bases et les acides forts qui peuvent provoquer des brûlures extrêmement graves. Il existe aussi des brûlures propres aux accidents d'origine électrique. Les brûlures de cette nature sont produites par la chaleur que dégage le courant en passant dans l'organisme. En cas de choc électrique, il faut se rappeler d'évaluer la situation avant de secourir la personne.

La **gravité** d'une brûlure s'évalue en tenant compte principalement de trois critères : la profondeur, l'étendue des dommages ainsi que la région atteinte.

Profondeur. Plus la plaie est profonde, plus il y a risque que des vaisseaux, des muscles et d'autres tissus soient détruits.

Étendue. Plus la surface atteinte est étendue, plus la perte d'eau est importante.

Région. La brûlure est plus grave si elle est située au visage, au cou, aux mains ou aux organes génitaux.

SIGNES ET SYMPTÔMES

Les signes et symptômes varient selon la nature et la gravité de la lésion.

- Peau sèche
- Douleur
- Rougeur
- Légère enflure
- Formation de cloques
- Peau blanche, cireuse, noire ou rouge violacée
- Muscles et vaisseaux endommagés

Brûlures thermiques

QUOI FAIRE ?

❶ Appeler l'ambulance si la gravité de la brûlure l'exige.

❷ Enlever tous les bijoux, y compris la montre.

❸ Découvrir la plaie, mais ne pas enlever les vêtements collés à la peau.

❹ Si possible immerger la partie atteinte dans l'eau froide pendant 10 minutes.

❺ Couvrir avec un pansement humide; toujours le garder humide.

❻ Ne jamais crever les cloques.

❼ N'appliquer aucun corps gras.

❽ Vérifier la respiration (la victime peut éprouver des difficultés respiratoires).

❾ Surveiller les signes et symptômes de l'état de choc.

❿ Attendre l'ambulance, s'il y a lieu.

En présence d'une personne dont le corps est en flammes

QUOI FAIRE ?

❶ Immobiliser la victime, la forcer à se jeter par terre et à rouler sur elle-même; agir vite.

❷ Étouffer immédiatement le feu avec ce qui est disponible : couverture ignifuge, vêtement ou couverture de fibre naturelle, laine, toile, coton (ne pas utiliser les fibres synthétiques; elles fondent ou s'enflamment facilement).

❸ Donner les premiers secours appropriés (*voir étapes* ❶ *à* ❿ *précédentes*).

Mise en garde

Le secouriste doit voir à ce que la personne évite de se tenir debout, de marcher ou de courir afin de ne pas activer les flammes et risquer de se brûler le visage ou de s'asphyxier.

Brûlures chimiques

QUOI FAIRE ?

❶ Appeler l'ambulance.

❷ Si le produit est solide, brosser le surplus avant de rincer.

❸ Rincer à l'eau 20 minutes.

❹ Enlever les vêtements contaminés (protéger le visage et prendre garde de ne pas projeter la substance toxique sur les régions intactes du corps).

❺ Enlever les bijoux, lunettes, verres de contact.

❻ Recouvrir les brûlures de compresses de gaze stérile humides afin de prévenir l'infection.

❼ Surveiller les signes de l'état de choc.

❽ Noter le nom du produit et le nom du fabricant; au besoin, remettre un échantillon du produit au technicien ambulancier.

❾ Attendre l'ambulance.

Note. - **Il peut être préférable d'enlever les vêtements avant de doucher la personne si la douche est trop éloignée du lieu de l'accident.**

S'il s'agit d'une base ou d'un acide fort, le lavage doit être poursuivi pendant au moins 30 minutes, même si le transporteur ambulancier doit attendre.

N'appliquer aucun corps gras.
Voir à ce que les vêtements soient décontaminés. Si la décontamination n'est pas totale (les articles de cuir, tels que ceintures et souliers sont particulièrement difficiles à nettoyer), il est préférable de les jeter.

Mise en garde

Ne jamais appliquer de solution neutralisante quelle qu'elle soit sur une brûlure chimique, sauf s'il s'agit d'une brûlure par acide hydrofluorique.

La douche de secours devrait être facilement accessible, située dans un endroit dégagé et bien signalé. Elle devrait être simple de fonctionnement, c'est-à-dire munie d'un robinet actionné automatiquement par une chaîne, et tenue en bon état.

De plus, le robinet devrait avoir un débit assez abondant pour permettre un arrosage complet de la personne pendant une période d'au moins 30 minutes. La température de l'eau devrait être tempérée.

Les brûlures causées par l'électricité peuvent être très graves, même si les signes extérieurs ne semblent pas présenter de gravité. Ce genre de brûlure a parfois l'apparence de simples points aux endroits où le courant électrique est entré dans le corps et en est sorti.

Les brûlures peuvent aussi être indolores, les fibres nerveuses ayant été détruites par le passage de l'électricité. Ce qu'il faut retenir dans ce cas, c'est que les dommages sont internes et risquent d'être beaucoup plus étendus et profonds que ce qu'on peut observer sur la couche superficielle de la peau.

S'il s'agit d'un accident causé par un appareil électrique

- Vérifier si la victime est encore en contact avec l'appareil ou la source de courant (ne pas toucher la personne tant qu'elle est en contact).
- Si oui, débrancher l'appareil ou couper le courant à l'interrupteur principal (le secouriste doit connaître l'emplacement des tableaux de distribution).

S'il s'agit d'un accident causé par la rupture d'un fil électrique (ligne aérienne, câble souterrain) ou par un objet mis accidentellement sous tension

- Ne pas toucher à la personne en contact avec le fil électrique ou avec tout autre objet sous tension. En effet, il n'y a pas de façon sûre de déterminer que tout danger est écarté.
- Appeler immédiatement le Service de la police, le Service des incendies ou le Service à la clientèle d'Hydro-Québec (de son territoire) qui dépêchera une équipe d'urgence. Continuer à surveiller la source de courant afin d'empêcher d'autres accidents.
- Interdire l'accès aux lieux.
- Ne pas essayer de déplacer le ou les fils électriques, même à l'aide d'objets en bois. Le bois peut être conducteur à cause de l'humidité qu'il contient ou même de la moiteur des mains de la personne qui s'en sert.

Lorsque la victime n'est plus en contact avec la source d'électricité

QUOI FAIRE ?

❶ Appeler l'ambulance.

❷ Vérifier les points d'entrée et de sortie du courant électrique (possibilités de traumatismes internes).

❸ Appliquer un pansement sec sur les plaies.

❹ Vérifier si la victime présente des fractures (en cas de projection ou de chute consécutive au choc électrique).

❺ Si la victime est en arrêt cardio-respiratoire, faire les manœuvres de RCR. Les chances de réussir la réanimation (même prolongée) sont très bonnes si elle est faite dans un délai de moins de 4 minutes après l'électrocution.

❻ Surveiller la respiration et le pouls. S'il y a lésion cardiaque, le pouls peut s'arrêter n'importe quand au cours des 24 heures qui suivent.

❼ Attendre l'ambulance.

Note. - **Toutes les brûlures causées par l'électricité sont graves et nécessitent un suivi médical.**

Brûlures des voies respiratoires par inhalation de fumées ou de gaz

QUOI FAIRE ?

❶ Amener ou transporter la victime dans une pièce bien aérée.

❷ Appeler l'ambulance.

❸ Installer la personne en position de confort.

❹ Donner les secours appropriés.

❺ Attendre l'ambulance.

Chapitre 11

Problèmes reliés à l'environnement

Toute gelure → Hopital

* Ne jamais dégeler le segment - brise les tissus

Chapitre 11

Problèmes reliés à l'environnement

L'exposition à un froid rigoureux peut causer localement des gelures et entraîner également une baisse générale de la température du corps, appelée **hypothermie**.

Quant à l'élévation de la température du corps causée par une chaleur intense et d'autres facteurs, elle est appelée **hyperthermie**. Elle peut se présenter sous forme d'un épuisement par la chaleur ou même, dans les cas les plus graves, sous forme d'un coup de chaleur, phénomène souvent mortel.

Gelures

Les gelures sont des lésions de la peau causées par le froid. Elles se situent le plus souvent au visage ou aux extrémités.

Selon la température extérieure, la durée d'exposition et la présence de facteurs de refroidissement, tels que la vitesse du vent et le degré d'humidité, les atteintes peuvent être légères ou graves.

SIGNES ET SYMPTÔMES

Les signes et symptômes varient selon la nature et la gravité de la lésion.

- Engourdissement progressif
- Fourmillements
- Perte graduelle de sensibilité
- Rougeurs avec plaques blanches inégales à l'endroit de la gelure
- Peau blanche, glacée et cireuse
- Présence fréquente de cloques
- Insensibilité totale
- Région atteinte parfois dure au toucher

QUOI FAIRE ?

❶ Appeler l'ambulance, si la gravité de la blessure l'exige.

❷ Conduire la personne dans un abri chauffé, si possible. Sinon, tenter de la mettre à l'abri du vent.

❸ Demander à la personne de se réchauffer avec la chaleur de son propre corps, si c'est possible (mettre les mains sous les aisselles, par exemple).

❹ Tout en évitant de masser ou de frictionner (surtout à l'eau froide ou avec de la neige), réchauffer graduellement les régions ou les membres gelés en y appliquant la surface des mains ou des compresses tièdes.

❺ Enlever les vêtements humides ou mouillés, et les chaussures.

❻ Envelopper la victime dans une couverture.

❼ Réchauffer graduellement les régions ou les membres gelés, en donnant de sa propre chaleur avec les mains ou en appliquant des compresses tièdes. Ne pas approcher le membre gelé d'une source de chaleur directe, comme un feu de bois.

❽ Faire boire une boisson chaude et sucrée non alcoolisée. *Voir **Mise en garde** p. 101.*

❾ Attendre l'ambulance, s'il y a lieu.

Gelures causées par le gaz liquide

Des gelures peuvent être causées par la manipulation de gaz liquides (oxygène, azote, propane, etc.).

Les atteintes sont plus ou moins profondes selon la durée et l'étendue du contact du gaz avec la peau. Il s'agit le plus souvent de gelures graves qui s'apparentent à des brûlures du troisième degré.

QUOI FAIRE ?

❶ Appeler l'ambulance.

❷ Coucher la personne, si nécessaire, en prenant garde de ne pas toucher la surface atteinte, car la région du corps ou le membre gelés sont très fragiles.

❸ Sans enlever le givre qui s'y est formé, recouvrir la blessure de compresses de gaze stérile sèches.

❹ Couvrir la personne.

❺ Attendre l'ambulance.

Effets du froid sur la température du corps

Une baisse de la température du corps (hypothermie) survient lorsque le corps, sous l'effet du froid, perd plus de chaleur qu'il n'en produit, lors d'une immersion dans l'eau glacée, par exemple.

Lorsque les basses températures s'accompagnent de vent, le danger peut s'accroître considérablement.

SIGNES ET SYMPTÔMES

Les signes et symptômes sont progressifs.

- Frissons ou tremblements irrépressibles
- Présence ou non de gelures
- Tremblements violents, difficulté à parler
- Arrêt des tremblements (si la personne est consciente, son esprit est confus et elle s'endort)
- Inconscience (la personne peut même sembler morte)
- Diminution du pouls et de la respiration (prendre de 30 à 45 secondes pour vérifier le pouls)
- Rigidité musculaire

Mise en garde

Contrairement à la croyance populaire, les boissons alcoolisées sont à proscrire. L'alcool a pour effet d'abaisser encore plus la température du corps, car il accélère la perte de chaleur à la surface de la peau. De même, il serait préférable que la personne s'abstienne de fumer parce que la nicotine cause une diminution de la circulation sanguine.

QUOI FAIRE ?

❶ Appeler l'ambulance, si l'état de la personne l'exige.

❷ Installer la personne dans un endroit chaud.

❸ Desserrer les vêtements qui lui compriment le corps. Si les vêtements sont humides, les remplacer par des vêtements secs.

❹ Si la personne peut boire, lui donner une boisson tiède (pour un réchauffement graduel), sucrée et non alcoolisée.

❺ Envelopper la victime dans des couvertures.

Si la victime est incapable de se réchauffer par elle-même,

❻ La faire allonger et lui réchauffer d'abord la tête, le cou et le tronc.

En l'absence d'autres sources de chaleur, le contact direct est le moyen le plus rapide de réchauffer la personne (le secouriste se déshabille jusqu'à la taille et se blottit contre la victime entre des couvertures ou dans un sac de couchage). À défaut, le secouriste peut l'envelopper de plusieurs couvertures. Après un certain temps, lorsque le tronc commence à se réchauffer, l'envelopper complètement.

❼ Réanimer la personne si nécessaire. L'arrêt cardiaque et l'arrêt respiratoire se produisent rapidement lorsque la personne tombe dans l'eau glacée.

❽ Attendre l'ambulance, s'il y a lieu.

Effets de la chaleur sur la température du corps

Lorsqu'un travail ardu est exécuté dans un milieu où la chaleur est intense, la température du corps s'élève (hyperthermie). Selon la température de l'air, l'humidité relative, la présence ou non de chaleur radiante, la durée de l'exposition et d'autres facteurs (l'effort musculaire exigé, la nature des vêtements portés), la température du corps peut s'élever et produire comme effet l'épuisement ou le coup de chaleur.

Épuisement par la chaleur

L'épuisement par la chaleur peut s'accompagner, dans les cas plus sérieux, de crampes abdominales ou musculaires.

SIGNES ET SYMPTÔMES

- Pouls rapide
- Peau moite
- Sensation de fatigue
- Étourdissements (vue embrouillée)
- Nausées, vomissements
- Maux de tête
- Pâleur
- Parfois crampes abdominales ou musculaires

QUOI FAIRE ?

❶ Appeler l'ambulance, si l'état de la personne l'exige.

❷ Emmener la personne dans un endroit frais et la rafraîchir (compresses d'eau fraîche, ventilation).

❸ Lui servir de l'eau qu'elle doit boire par petites quantités à la fois.

❹ La faire allonger.

❺ Attendre l'ambulance, s'il y a lieu.

Note. - **Si après quelques minutes la sensation d'épuisement ou les crampes persistent, particulièrement si la personne souffre de troubles cardiaques, faire transporter la victime par ambulance.**

Mise en garde

Dans certains milieux, les travailleurs prennent des comprimés de sel. Or, leur utilisation est dangereuse et elle l'est encore davantage lorsque les travailleurs ne boivent pas suffisamment d'eau.

Les comprimés de sel ne doivent être utilisés que dans des situations exceptionnelles, sous surveillance médicale, et lorsque le médecin, dans le cadre du programme de santé au travail, visite les lieux et connaît les caractéristiques du travail exécuté. Cette mise en garde s'applique avec plus de force encore si la personne souffre de troubles cardiaques, rénaux ou d'hypertension.

Coup de chaleur

Le coup de chaleur est un des plus graves problèmes de santé causés par la chaleur ambiante. Il constitue une réaction très grave de l'organisme, la température du corps pouvant s'élever jusqu'à plus de 41 °C. Il peut se produire lorsque le travail se fait dans un milieu où la chaleur est intense. Il exige une attention immédiate, car la température du corps doit être abaissée le plus vite possible.

SIGNES ET SYMPTÔMES

Les signes du coup de chaleur s'apparentent plus ou moins à ceux de l'état de choc. Le coup de chaleur, en effet, peut se produire graduellement ou se manifester soudainement par les signes et symptômes suivants :

- Peau chaude et sèche (la personne ne transpire plus)
- Pouls bondissant (irrégulier et rapide)
- Température du corps anormalement élevée
- Confusion pouvant aller jusqu'à l'inconscience
- Convulsions

QUOI FAIRE ?

❶ Appeler l'ambulance.

❷ Transporter la personne à l'ombre ou dans un endroit frais.

❸ Enlever ses vêtements.

❹ Faire le plus de ventilation possible.

❺ Rafraîchir la personne en l'aspergeant d'eau froide sur toute la surface du corps ou en l'immergeant dans l'eau froide ou fraîche. Abaisser la température jusqu'à 39 °C.

❻ Surveiller les signes de l'état de choc.

❼ Si la personne peut avaler, lui donner de l'eau qu'elle doit boire par petites quantités à la fois.

❽ Refroidir la victime en attendant l'ambulance.

Chapitre 12

Blessures et brûlures aux yeux

Chapitre 12

Blessures et brûlures aux yeux

L'œil est un organe très sensible. C'est pourquoi même une poussière dans l'œil exige une attention particulière de la part du secouriste en milieu de travail.

Il ne faut **jamais** essayer d'enlever les corps étrangers, tels que les éclats de verre, les particules de bois, de métal, ou autres de même nature, fixés ou implantés dans le globe oculaire. Toute tentative pour les enlever risque de les faire pénétrer plus en profondeur, d'aggraver la lésion et même d'entraîner la perte de l'œil.

Outre qu'ils sont exposés à la projection de particules, les yeux peuvent souffrir de lésions diverses : écorchures, lacérations, etc. Ils peuvent aussi être atteints et brûlés par des substances chimiques. En présence de bases et d'acides forts, la durée du lavage doit être d'au moins 20 minutes. Finalement, des brûlures aux yeux peuvent être causées par la chaleur, les rayons du soudage et les rayons ultraviolets.

Poussières dans l'œil

Il peut s'agir de cils, de poussières, de grains de sable ou d'autres minuscules particules non adhérentes et non pénétrantes que les larmes peuvent le plus souvent éliminer spontanément.

SIGNES ET SYMPTÔMES

- Irritation
- Douleur
- Sensation de présence d'un corps étranger dans l'œil
- Larmoiement

QUOI FAIRE ?

❶ Appeler l'ambulance, si l'état de la victime l'exige.

❷ Empêcher la personne de se frotter l'œil.

❸ Laisser agir le larmoiement naturel pendant quelques secondes, tout en demandant à la personne de regarder lentement de droite à gauche, puis de haut en bas.

❹ Si la poussière ne peut être localisée ou délogée et si l'œil est rouge ou la douleur persistante, appliquer des compresses de gaze stérile sur les yeux.

❺ Fixer les compresses à l'aide d'une bande de gaze en évitant de trop serrer.

❻ Si l'objet a été délogé, diriger la personne vers des soins spécialisés.

❼ Si l'objet n'as pas été délogé, attendre l'ambulance.

Corps étrangers dans l'œil

Il peut s'agir, par exemple, d'éclats de verre, de particules de bois, de métal ou autres, logés ou fixés sur le globe oculaire (particules adhérentes), et même d'objets plus gros implantés dans l'œil (particules pénétrantes).

Il ne faut **jamais** tenter d'enlever un corps étranger implanté dans l'œil, car cela risque de le faire pénétrer plus en profondeur et d'aggraver la lésion. Il y a également un risque très grave que l'œil se vide de son contenu liquide, ce qui aurait pour effet d'entraîner fort probablement la perte de l'œil.

Il peut arriver qu'une particule de métal pique le globe oculaire et aille s'y loger complètement. Dans ce cas, la douleur peut disparaître après l'impact. La victime devrait toujours consulter un médecin, même s'il n'y a plus de douleur, sinon des complications sont à prévoir dans les jours suivants.

QUOI FAIRE ?

❶ Appeler l'ambulance.

❷ Empêcher la personne de se frotter l'œil.

❸ Faire allonger la personne.

❹ Tout en prenant soin de n'exercer aucune pression, déposer délicatement des compresses de gaze sur l'œil. Si la personne est incapable de fermer l'œil, déposer doucement des compresses de gaze imbibées d'eau tiède afin de garder l'œil humide.

❺ S'il s'agit d'un gros corps étranger, déposer des compresses de gaze mouillées autour du corps étranger puis placer un verre de carton sur les compresses et le fixer à l'aide d'une bande de gaze.

❻ Attendre l'ambulance.

Lésions diverses aux yeux

Il peut s'agir d'écorchures, de déchirures ou lacérations, d'irritation de l'œil ou de la paupière et même de lésions plus graves.

QUOI FAIRE ?

❶ Appeler l'ambulance.

❷ En tout temps, empêcher la personne de se frotter les yeux.

S'il n'y a pas de saignement

❸ Couvrir l'œil de compresses de gaze stérile et les fixer à l'aide d'une bande de gaze afin d'empêcher le mouvement ou le battement des paupières.

S'il y a saignement des paupières

❹ Poser délicatement des compresses de gaze sur la paupière atteinte. Laisser les compresses en place même si elles s'imbibent de sang.

❺ Faire allonger la victime du côté du saignement.

S'il y a saignement ou écoulement de liquide du globe oculaire

❻ N'exercer aucune pression sur le globe oculaire, car l'œil risque de se vider de son contenu liquide.

❼ Fermer délicatement la paupière et la couvrir complètement, sans appuyer, de plusieurs compresses de gaze stérile.

❽ Fixer les compresses, sans exercer de pression, à l'aide d'une bande de gaze.

Si l'œil est sorti de son orbite

❾ Faire allonger la personne.

❿ Poser délicatement des compresses de gaze mouillées sur l'œil atteint et le couvrir complètement.

⓫ Ne pas essayer de le replacer.

⓬ Immobiliser la tête en plaçant des appuis de chaque côté.

⓭ Attendre l'ambulance.

Brûlures aux yeux par une substance chimique

QUOI FAIRE ?

❶ Appeler l'ambulance.

❷ Rincer immédiatement à grande eau à l'aide d'une douche oculaire.

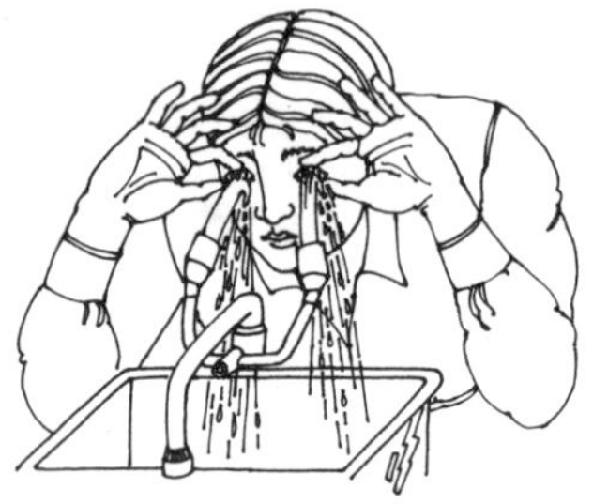

Ou encore, placer l'œil ou les yeux atteints directement sous le robinet. Si un seul œil est atteint, voir à ne pas éclabousser l'autre pendant le lavage.

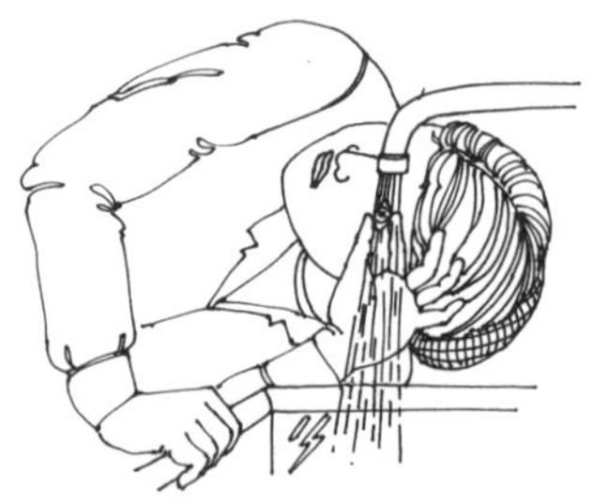

On peut aussi verser généreusement de l'eau dans l'œil.

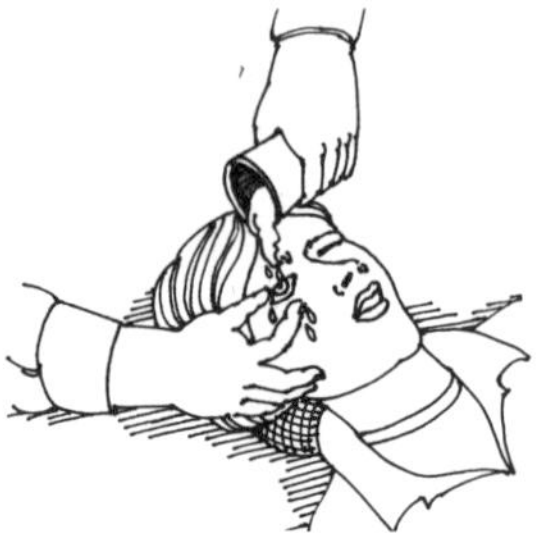

❸ Dans tous les cas, poursuivre le lavage pendant au moins 20 minutes (ne pas cesser plus tôt, même si les ambulanciers doivent attendre).

Toujours appeler le centre antipoison avant de cesser le lavage de l'œil et suivre ses instructions.

❹ Après le rinçage, couvrir l'œil atteint de compresses de gaze stérile sèches. **Détail important**, bien couvrir l'œil atteint, car la cornée est très sensible au contact de l'air.

❺ Attendre l'ambulance.

Note. - Toujours demander à la personne si elle porte des verres de contact. Dans ce cas, lui demander de les enlever le plus vite possible, tout en continuant de rincer.

Demander à la personne

- **de tenir les paupières écartées avec les doigts afin de garder les yeux ouverts;**
- **d'arroser abondamment toute la surface de l'œil, en le faisant rouler constamment;**
- **de soulever les paupières régulièrement afin d'assurer un lavage complet;**
- **Au besoin, l'aider à tenir les paupières ouvertes.**

Selon le *Règlement sur les établissements industriels et commerciaux* (art. 11.3.1) : « Il doit y avoir des douches de secours et des douches oculaires dans les lieux immédiats où les travailleurs sont exposés aux effets de substances toxiques ou corrosives à l'état liquide ou solide. »

Chaque douche oculaire devrait être facilement accessible, située dans un endroit dégagé et bien signalé. Elle devrait aussi être simple de fonctionnement et tenue en bon état.

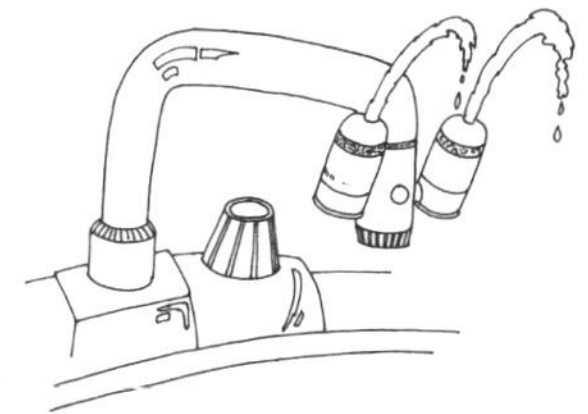

De plus, le robinet devrait avoir un débit assez abondant pour permettre un arrosage des yeux pendant une durée d'au moins 20 minutes. La température de l'eau devrait être tempérée.

Mise en garde

Quiconque risque d'être exposé à des éclaboussures de substances chimiques devrait porter des lunettes de protection.

Brûlures aux yeux par la chaleur

Il peut s'agir de brûlures par des liquides chauds, de la vapeur, des flammes nues, du métal en fusion, etc.

QUOI FAIRE ?

❶ Appeler l'ambulance.

❷ Empêcher la personne de se toucher les yeux ou de les frotter. Si des morceaux de métal adhèrent à la cornée, ne pas tenter de les enlever.

❸ Rincer abondamment les yeux à l'eau tiède ou tempérée pendant quelques minutes, jusqu'à diminution de la douleur.

❹ Aussitôt après le rinçage, appliquer des compresses de gaze sèches sur les yeux.

❺ Fixer les compresses à l'aide d'une bande de gaze.

❻ Attendre l'ambulance.

Brûlures aux yeux par les rayons du soudage

Les rayons ultraviolets et infrarouges qui se dégagent pendant certaines opérations de soudage peuvent causer des lésions parfois permanentes lorsque les yeux ne sont pas protégés par des lunettes ou des écrans appropriés.

SIGNES ET SYMPTÔMES

Les signes et symptômes peuvent se manifester tardivement, parfois de 6 à 8 heures après l'exposition.

- Sensation de brûlures ou de présence de poussières dans les yeux
- Larmoiement, picotements
- Douleur souvent très vive
- Difficulté à supporter la lumière

QUOI FAIRE ?

❶ Empêcher la personne de se frotter les yeux.

❷ S'il y a irritation et douleur, toujours diriger la personne vers des soins spécialisés.

Mise en garde

Ne rien appliquer dans l'œil.

Brûlures aux yeux par rayons ultraviolets

Les travailleurs peuvent être exposés accidentellement aux rayons ultraviolets. Le faisceau de laser peut causer des brûlures très graves, endommageant ainsi plusieurs parties de l'œil.

SIGNES ET SYMPTÔMES

- Douleur souvent vive
- Vue embrouillée (la personne peut voir des points noirs)
- Difficulté à supporter la lumière

QUOI FAIRE ?

❶ Appeler l'ambulance.

❷ Faire allonger la personne.

❸ Couvrir immédiatement les deux yeux de compresses de gaze stérile.

❹ Mettre plusieurs compresses de gaze de façon à empêcher complètement la lumière de filtrer et les fixer à l'aide d'une bande de gaze.

❺ Attendre l'ambulance.

Note. - **Fournir au transporteur ambulancier les renseignements suivants afin qu'il les transmette au médecin traitant :**

- **caractéristiques du laser utilisé;**
- **distance qui séparait la personne de l'appareil.**

Chapitre 13

Intoxication

Chapitre 13
Intoxication

Le Répertoire toxicologique de la CSST fournit des renseignements sur

- la composition des divers produits industriels ou commerciaux avec lesquels les travailleurs sont en contact;
- les propriétés physiques et chimiques de ces produits afin d'en prévoir le comportement;
- les propriétés toxicologiques de ces produits, c'est-à-dire leurs effets possibles sur la santé de l'être humain et sur les moyens de protection;
- les précautions à prendre lors de la manipulation et de l'entreposage de ces produits et sur les règles qu'il faut respecter pour assurer la protection des travailleurs;
- les mesures à prendre dans les cas d'accident ou d'incident où ces produits sont en cause.

Qui peut y avoir accès ?

Tous ceux qui s'intéressent à la prévention en matière de santé et de sécurité du travail peuvent y avoir accès.

Comment obtenir un renseignement ?

Il suffit de remplir un formulaire de demande de renseignements par produit. Ces formulaires sont disponibles dans les bureaux régionaux de la CSST et dans les centres de santé publique.

Expédier le formulaire rempli à l'adresse suivante :

CSST - Répertoire toxicologique
Case postale 1056, succursale place Desjardins
Montréal (Québec) H5B 1C2

Des milliers de substances toxiques à l'état solide, liquide ou gazeux sont utilisées dans divers milieux de travail. Lorsqu'une de ces substances pénètre dans l'organisme, elle peut causer un empoisonnement appelé aussi intoxication.

Une substance toxique peut pénétrer dans l'organisme de plusieurs façons : par la voie respiratoire (inhalation); par la peau (absorption cutanée); par la voie digestive (ingestion); par les tissus ou le sang (injection).

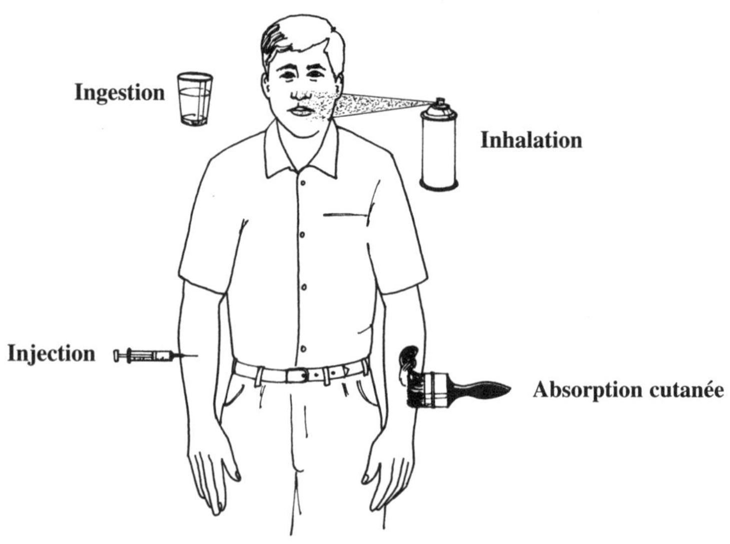

Les effets des substances toxiques sur la santé peuvent se manifester à long terme, mais ils peuvent aussi être immédiats. Il faut être vigilant lorsqu'une personne éprouve des malaises d'ordre

- **nerveux** : maux de tête, étourdissements, état semblable à l'état d'ébriété, somnolence, inconscience, etc.;
- **respiratoire** : toux, respiration difficile, etc.;
- **digestif** : nausées, vomissements, etc.

Le secouriste doit connaître la liste des matières dangereuses et des contaminants présents dans l'établissement au même titre que les autres travailleurs. Le *Règlement sur l'information concernant les produits contrôlés* spécifie que l'employeur doit voir à ce que tout produit contrôlé ou son contenant, reçu d'un fournisseur et présent sur un lieu de travail, porte l'étiquette que doit y apposer le fournisseur conformément à l'article 13.1b) de la *Loi sur les produits dangereux* et que cette étiquette contienne les informations et les symboles de danger prescrits par cette disposition.

Le secouriste doit lire les fiches signalétiques et les étiquettes accompagnant les produits afin de connaître les premiers secours appropriés à chacun en cas d'intoxication. (La Commission de la santé et de la sécurité du travail a constitué un fichier informatisé des principaux contaminants, le Répertoire toxicologique). Ces fiches signalétiques doivent être disponibles, en langue française, sur les lieux de travail et doivent contenir les informations exigées à l'article 13.1a) de la *Loi sur les produits dangereux* qui sont, entre autres, la dénomination chimique et la concentration.

Il doit également maîtriser le fonctionnement du matériel d'urgence, tel que respirateur, douche de secours, etc., s'il y a lieu.

L'employeur doit appliquer un programme de formation et d'information concernant les produits contrôlés dont le contenu minimal est déterminé par règlement; il s'agit entre autres des éléments suivants :

- produits contrôlés
- dangers associés aux différents produits
- moyens à prendre, le cas échéant, pour se protéger
  - procédures d'utilisation, de manipulation, d'entreposage, d'élimination
  - contrôles techniques
  - équipement de protection individuelle approprié
- endroit où se procurer les renseignements sur le produit
- procédure à suivre en cas d'urgence.

Et il doit aussi conclure, avec les services d'urgence du voisinage, des ententes particulières relatives aux mesures d'urgence.

Différents types d'intoxication existent et certains signes sont spécifiques à ces intoxications.

Intoxication par inhalation de substances toxiques

Les vapeurs, fumées, brouillards, aérosols et gaz toxiques peuvent toucher directement l'organisme lorsqu'ils sont inhalés. Dans les cas les plus aigus, ils peuvent provoquer la mort.

SIGNES ET SYMPTÔMES

- Étourdissements, maux de tête parfois violents
- Nausées
- Respiration lente ou difficile, toux
- Coloration bleuâtre de la peau
- Pouls irrégulier
- Somnolence, confusion, délire, hallucinations
- Inconscience
- Arrêt respiratoire

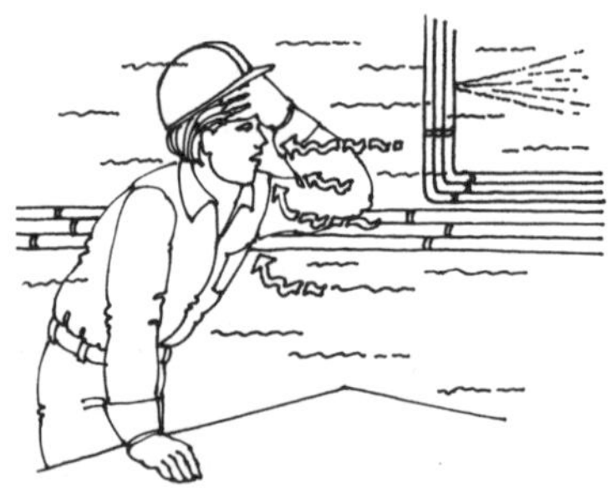

Intoxication par absorption cutanée de substances toxiques

Des intoxications par absorption cutanée peuvent se produire lorsque la peau entre en contact avec des substances toxiques sous forme liquide principalement. Ce genre d'intoxication peut se produire lors de la manipulation de la substance à mains nues, par la contamination des vêtements ou encore par une coupure, une écorchure ou une autre lésion de la peau. Les herbicides, insecticides, pesticides ainsi que plusieurs solvants présents dans les colles, les peintures, les laques et les vernis risquent de causer des intoxications par absorption cutanée.

SIGNES ET SYMPTÔMES

Les signes et symptômes varient d'intensité selon la quantité du produit qui a pénétré dans l'organisme et son degré de toxicité.

- Maux de tête, étourdissements
- Nausées
- Irritation de la peau
- Rougeurs

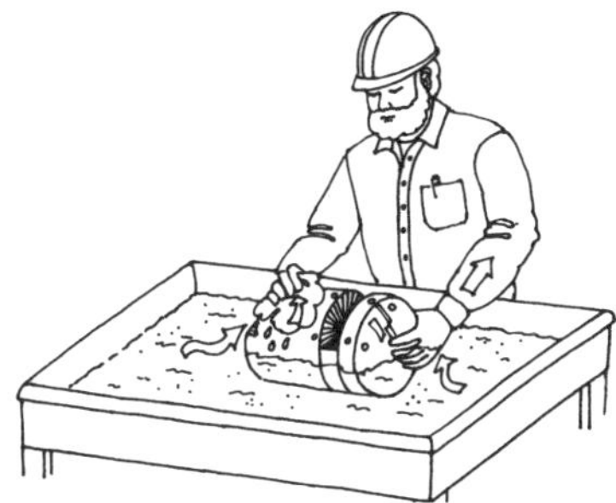

Lorsque la peau vient en contact avec un produit toxique, il faut décontaminer les surfaces atteintes afin de prévenir l'intoxication.

Intoxication par ingestion de substances toxiques

Cette intoxication peut être causée par des objets contaminés qui entrent en contact avec la bouche (crayon, cigarette, gomme à mâcher, etc.). Elle peut aussi être causée par des aliments contaminés, une quantité excessive d'alcool, de médicaments ou de drogues ou par toute autre substance toxique ingérée volontairement ou non (mains contaminées, par exemple).

En milieu de travail, les intoxications par ingestion surviennent généralement de façon graduelle ou chronique, mais il peut toutefois se produire des situations exceptionnelles où une personne ingère un produit toxique susceptible d'entraîner une intoxication aiguë.

SIGNES ET SYMPTÔMES

Les signes et symptômes peuvent varier d'intensité selon la quantité du produit ingérée et son degré de toxicité. Ils peuvent se manifester immédiatement ou tardivement.

- Nausées, vomissements
- Douleurs à l'abdomen
- Frissons
- Transpiration abondante
- Difficultés d'ordre respiratoire
- Fièvre
- Convulsions
- Inconscience (lorsque la personne est inconsciente, l'odeur de l'haleine ou les traces laissées sur les lèvres ou dans la bouche sont aussi des signes qui permettent de déterminer une intoxication par ingestion)
- Présence du produit à proximité de la personne

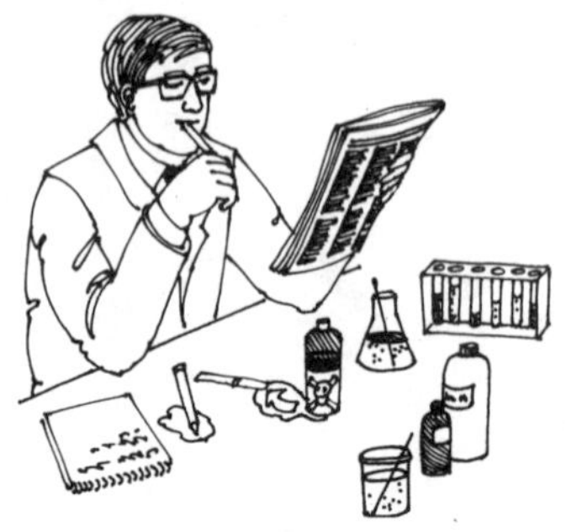

En cas d'intoxication aiguë

Le secouriste doit d'abord évaluer la situation. Éviter d'entrer directement en contact avec le contaminant; se protéger en portant l'équipement de protection approprié, s'il y a lieu. Si l'équipement n'est pas disponible, le secouriste doit penser à sa sécurité d'abord et attendre l'équipement de protection approprié avant de tenter de porter secours à la victime.

QUOI FAIRE ?

❶ Appeler l'ambulance.

❷ Évaluer l'état de la personne et la secourir en respectant les priorités.

❸ Appeler ou faire appeler le centre antipoison lorsqu'il faut déterminer :

- la durée du lavage nécessaire (dans le cas d'une intoxication par absorption cutanée);
- s'il faut faire vomir ou non;
- s'il faut décontaminer les vêtements ou non;
- la toxicité du produit et ses effets à court ou à long terme;
- tout autre renseignement touchant les premiers secours.

❹ S'il faut faire vomir la personne (seulement si elle est consciente), lui demander de provoquer elle-même le vomissement si elle en est capable, en entrant un doigt jusqu'au fond de la gorge afin de provoquer le réflexe qui la fera vomir.

❺ Placer la victime dans un endroit où l'air n'est pas contaminé, au grand air si possible.

❻ La mettre en position semi-assise ou en position de confort.

❼ Si la personne souffre d'un arrêt respiratoire et qu'elle a ingéré un produit corrosif, pratiquer la méthode bouche-à-nez. Utiliser un masque de poche ou un ballon-masque. Essayer de ne pas entrer en contact avec la substance.

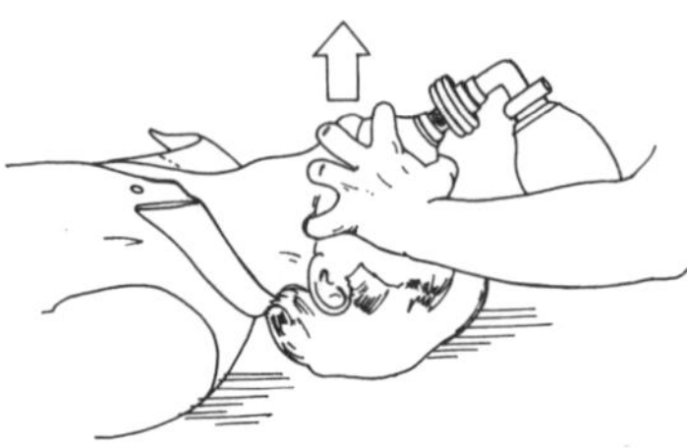

❽ Attendre l'ambulance.

Note. - Le secouriste doit fournir aux techniciens ambulanciers l'étiquette du produit, sinon un échantillon du produit lui-même. S'il ne dispose pas du produit et si la personne a vomi, recueillir une petite quantité de la vomissure et la remettre au technicien ambulancier.

Même si la personne semble hors de danger, dans les cas d'intoxication, toujours la diriger vers des soins spécialisés pour évaluation.

Pour les intoxications, il faut communiquer avec le centre antipoison du Centre hospitalier de l'université Laval (CHUL) au numéro (418) 656-8090 pour les citoyens de Québec et des environs, ou au 1 800 463-5060 pour ceux de Montréal ou des autres régions du Québec.

Mise en garde

Ne jamais faire vomir la personne si elle est inconsciente ou convulsive, ou si elle a ingéré :

• une substance corrosive (acide ou alcali) : risque d'aggraver les brûlures aux voies digestives;

• une substance dérivée du pétrole (solvants, essence, etc.) : risque ajouté d'intoxication par inhalation des vomissements;

• une substance de composition inconnue;

• un produit moussant.

Centre anti-poison
CHUL - Quebec
1-800-463 5060

Sirop: IPECAC
pour faire vomir

eau chaude et faire vomir

nid de guêpes;

Intoxication par injection de substances toxiques

Les intoxications par injection, qui se produisent le plus fréquemment dans les milieux de travail (secteur forestier), sont causées par des piqûres d'insectes (abeilles ou guêpes).

Pour toute autre cause d'intoxication par injection, appeler le centre antipoison ou les urgences de l'hôpital le plus près et suivre les instructions.

Piqûre d'abeille ou de guêpe

SIGNES ET SYMPTÔMES

Les signes et symptômes de l'intoxication vont différer selon que la réaction de l'organisme à une ou des piqûres est locale ou générale.

Réaction locale

- Douleur
- Rougeur
- Enflure à l'endroit de la piqûre

Réaction générale

- Enflure autour des yeux, de la bouche et, dans les cas très graves, enflure des muqueuses de la gorge (risque d'obstruction des voies respiratoires)
- Peau couverte de rougeurs et de boursouflures (urticaire)
- Difficulté respiratoire

Risques d'évolution rapide vers

- Pâleur
- Pouls lent
- Inconscience
- Arrêt respiratoire
- Arrêt cardiaque

QUOI FAIRE ?

Devant une réaction locale

❶ Si le dard est visible, l'enlever en grattant avec les ongles.

❷ Recouvrir de glace ou d'une compresse froide.

Devant une réaction générale grave de l'organisme

❶ Appeler l'ambulance.

❷ Installer la personne en position de confort (semi-assise, latérale de sécurité).

❸ Si la personne porte sur elle un antidote spécifique auto-injectable, l'aider à se l'administrer ou le lui administrer. Si elle porte des médicaments antiallergiques, l'aider à les prendre.

❹ S'il y a enflure, enlever tout ce qui peut gêner la circulation du sang : cravate, ceinture, montre, bijoux, etc.

❺ Surveiller la respiration et le pouls.

❻ Surveiller les signes de l'état de choc.

❼ Attendre l'ambulance.

Antidote spécifique

Il existe une injection d'épinéphrine (adrénaline) préparée et prédosée pour les adultes, pouvant être utilisée par un secouriste bien informé et ayant reçu la formation appropriée. Cet antidote a la forme d'un stylo piqueur et il est facile à administrer. Avant de l'utiliser, prendre soin de lire le mode d'emploi qui se trouve dans la boîte. L'injection se fait habituellement dans le muscle de la cuisse. Quant aux travailleurs, ils doivent recevoir une formation spéciale pour pouvoir utiliser l'épinéphrine.

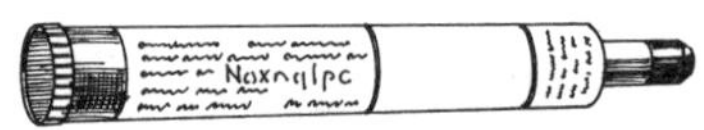

Mise en garde

L'administration de l'épinéphrine (adrénaline) est une mesure d'extrême urgence et doit être suivie de soins médicaux et du transport de la personne à l'hôpital.

Cas particulier : les cyanures

Les intoxications aux cyanures sont parmi les plus dangereuses, le décès pouvant survenir dans les minutes qui suivent l'exposition.

Le cyanure, sous ses différentes formes (feu, procédé industriel, sous-produits), peut pénétrer dans l'organisme par inhalation, par ingestion, par la peau ou par les yeux. Il est absorbé très rapidement, d'où son taux élevé de toxicité. Le cyanure a pour effet d'annuler la capacité des cellules de l'organisme à utiliser l'oxygène.

SIGNES ET SYMPTÔMES

- Faiblesse
- Maux de tête
- Confusion
- Étourdissements
- Nausées et vomissements
- Brûlure buccale
- Engourdissement de la gorge
- Respiration accélérée, rythme respiratoire irrégulier et évoluant vers l'arrêt respiratoire
- Convulsions
- Coloration rose rouge de la peau et des muqueuses

Note. - **Le décès peut survenir en quelques minutes ou en quelques heures.**

QUOI FAIRE ?

❶ Une fois sa sécurité assurée, le secouriste doit éloigner la personne de la source de cyanure.

❷ Appeler l'ambulance.

❸ Administrer de l'oxygène à 100 %.

❹ En cas de contact avec le corps, débarrasser la personne de ses vêtements contaminés et laver à l'eau tiède les parties exposées.

❺ S'il y a arrêt respiratoire, pratiquer la ventilation par ballon-masque, avec tuyau d'arrivée d'oxygène à 100 % si possible.

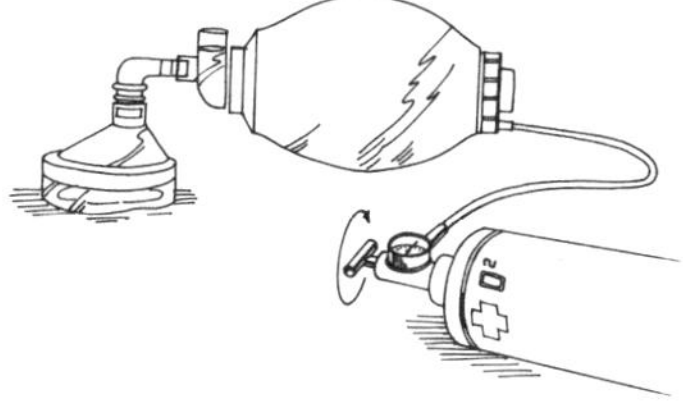

L'arrêt respiratoire causé par une intoxication au cyanure est une des rares situations où il y a contre-indication à utiliser la respiration artificielle bouche-à-bouche ou même bouche-à-nez.

S'il s'agit d'émanation d'un gaz cyanuré ou de mise en suspension d'une quantité importante d'un dérivé cyanuré solide

❶ Faire évacuer immédiatement les lieux en laissant les voies d'accès extérieures ouvertes pour assurer une ventilation.

❷ Alerter immédiatement et attendre les services médicaux et les services de protection publique : service de police, service des incendies.

Note. - Toute entreprise qui utilise des produits contenant du cyanure devrait déterminer avec les services d'urgence du secteur la façon la plus appropriée d'évacuer les personnes intoxiquées.

Ce sont les entreprises produisant ou utilisant des produits chimiques tels que les pesticides, les produits azotés, les fertilisants, les plastiques et les solvants et celles du domaine de la métallurgie (trempage du fer et de l'acier, soudage, galvanoplastie, mines). Ainsi en est-il également des entreprises où les travailleurs exposés aux sous-produits de la combustion des mêmes substances.

Les travailleurs des établissements où l'on utilise des composés cyanurés devraient demander un supplément de formation.

Mise en garde

Il est préférable de croire en la présence de cyanure dans le milieu de travail et se fier aux signes décrits plus haut plutôt que de rechercher l'habituelle odeur d'amande amère difficile à détecter par un secouriste, même expérimenté.

Chapitre 14

Urgences médicales

Chapitre 14
Urgences médicales

Ce chapitre décrit les premiers secours à donner à des personnes qui présentent des malaises causés par des maladies ou des problèmes ne résultant pas d'accidents du travail. Cependant, ces urgences ou problèmes de santé peuvent se produire au travail :

- accident vasculaire cérébral, troubles cardiaques, troubles respiratoires, diabète, épilepsie, allergie, troubles digestifs (nausées, vomissements, etc.), brûlure d'estomac ou douleurs gastriques, douleurs abdominales, maux de tête, maux de dents, etc.

Accident vasculaire cérébral

Certaines personnes peuvent présenter, pour diverses causes, un saignement au cerveau : c'est ce qui s'appelle l'**hémorragie cérébrale**. Il peut s'agir de la rupture d'un ou de plusieurs vaisseaux sanguins.

Autre genre d'accident vasculaire cérébral : la **thrombose cérébrale**. Elle se produit lorsqu'un caillot se forme et bloque un vaisseau sanguin, privant ainsi une partie du cerveau du sang nécessaire à son fonctionnement.

SIGNES ET SYMPTÔMES

- Maux de tête violents, vomissements
- Vue embrouillée (la victime peut voir des points noirs) ou perte de la vue
- Étourdissements
- Engourdissement des lèvres ou d'un membre
- Paralysie
- Confusion, difficulté à parler
- Inconscience

QUOI FAIRE ?

❶ Appeler l'ambulance.

❷ Éviter tout effort à la personne et la rassurer (si elle est consciente).

❸ L'installer confortablement en position semi-assise si elle est consciente ou en position latérale de sécurité si elle est inconsciente.

❹ Attendre l'ambulance.

L'angine de poitrine et l'infarctus sont des maladies reliées à un manque d'oxygène dû à un blocage des petites artères nourricières du muscle cardiaque (coronaires). Cependant, les signes et symptômes seuls ne permettent pas de différencier l'angine de poitrine de l'infarctus.

SIGNES ET SYMPTÔMES

Tous les signes et symptômes ne sont pas toujours manifestes.

- Douleur subite et persistante dans la poitrine, derrière le sternum, sous forme de serrements (cette douleur peut se propager à un bras ou aux deux bras, au cou ou à la mâchoire)

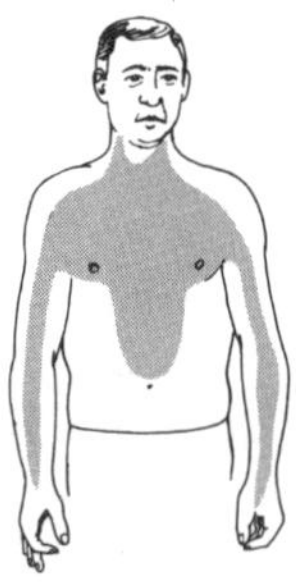

- Pâleur, sueurs froides
- Impression d'avoir de la difficulté à digérer ou de manquer d'air
- Nausées et vomissements

Note. - **Les troubles cardiaques peuvent aller jusqu'à l'arrêt cardiaque.**

QUOI FAIRE ?

❶ Appeler l'ambulance.

❷ Éviter tout effort à la personne; ne pas la laisser marcher.

❸ L'installer confortablement en position semi-assise.

❹ Desserrer les vêtements qui pourraient gêner sa respiration au cou, à la poitrine et à la taille.

❺ Si la personne a ses médicaments, lui en faire prendre (nitroglycérine en comprimé sublingual, vaporisateur, onguent, etc.), selon l'ordonnance inscrite sur le contenant.

❻ Surveiller son pouls et sa respiration.

❼ S'il y a arrêt cardiaque, pratiquer la RCR.

❽ Attendre l'ambulance.

Mise en garde

Ne jamais rien donner par la bouche à la personne si elle est inconsciente.

Ne donner à la personne que des médicaments prescrits par son médecin.

Troubles respiratoires

La difficulté respiratoire peut devenir très grave. Différentes causes peuvent entraîner cette difficulté, par exemple une plaie au thorax avec perforation aux poumons, une obstruction des voies respiratoires, une inhalation de gaz toxique, la fracture d'une côte, etc.

Le rythme normal de la respiration chez un adulte se situe habituellement entre 10 et 20 respirations par minute. Un rythme respiratoire plus élevé que 30 par minute et plus bas que 8 par minute représente une détresse respiratoire et la personne doit être transportée à l'hôpital.

SIGNES ET SYMPTÔMES

- Râles
- Sifflements
- Respiration rapide, ou profonde, ou lente, ou superficielle
- Incapacité à rétablir un rythme respiratoire normal
- Engourdissement des lèvres
- Cyanose
- Panique
- Inconscience
- Utilisation des muscles accessoires pour respirer

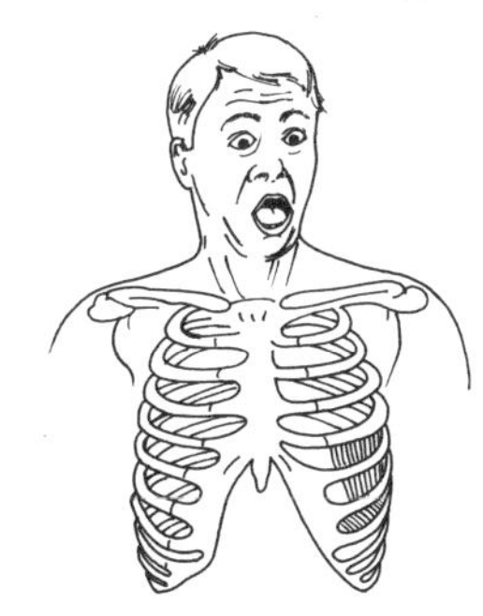

QUOI FAIRE ?

❶ Appeler l'ambulance.

❷ Rassurer la personne et l'installer confortablement.

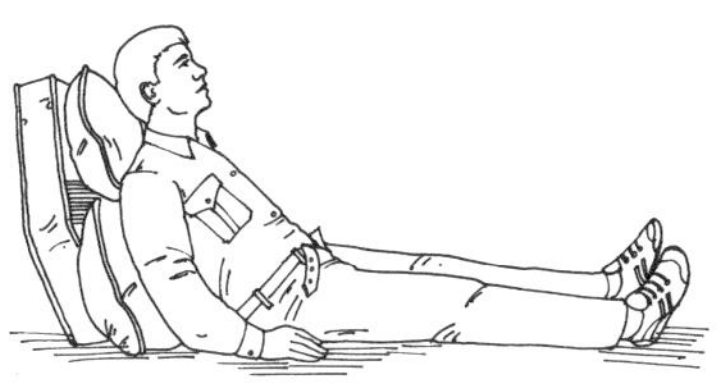

❸ Si elle a des médicaments pour des problèmes respiratoires, les lui faire prendre.

❹ Attendre l'ambulance.

Diabète

Le diabète est causé par un mauvais fonctionnement du pancréas qui ne fournit pas assez d'insuline pour éliminer le surplus de sucre contenu dans le sang. Le traitement consiste à fournir de l'insuline supplémentaire.

Il arrive toutefois que les personnes traitées à l'insuline manquent de sucre par suite d'efforts physiques inhabituels, d'un changement de régime alimentaire ou encore d'une prise d'insuline inappropriée. Ce manque de sucre peut les conduire rapidement au coma.

SIGNES ET SYMPTÔMES

- Peau moite et pâle
- Confusion
- Transpiration abondante
- État semblable à celui de l'ébriété
- Nervosité, anxiété, tremblements
- Inconscience qui s'installe rapidement
- Convulsions
- Port d'un bracelet ou pendentif pour diabétique

QUOI FAIRE ?

Si la personne est consciente,

Lui faire prendre un jus, des biscuits, du chocolat ou des bonbons.

Note. - **Le fait de donner du sucre pourra peut-être empêcher le coma, si la personne manque de sucre (hypoglycémie), et n'aggravera pas l'état d'une personne qui a trop de sucre (hyperglycémie). Il ne faut donc pas hésiter à en donner.**

Si la personne est inconsciente,

❶ Appeler l'ambulance.

❷ Placer la personne en position latérale de sécurité.

❸ Attendre l'ambulance.

Convulsions

SIGNES ET SYMPTÔMES

- Chute et raidissement
- Contractions violentes traversant le visage et les membres
- Bleuissement des lèvres
- Écume à la bouche
- Port d'un bracelet ou d'un pendentif pour épileptique

QUOI FAIRE ?

❶ Appeler l'ambulance.

Pendant la crise

❷ Ne pas empêcher les mouvements et ne rien introduire dans la bouche de la personne (bâton, doigts, cuillère, etc.).

❸ Enlever les meubles ou les objets sur lesquels elle pourrait se heurter et se blesser.

Après la crise

❹ Vérifier la respiration et le pouls.

❺ Installer la personne en position latérale de sécurité.

❻ Attendre l'ambulance.

Allergie

SIGNES ET SYMPTÔMES

- Rougeurs à la surface de la peau
- Démangeaisons
- Irritation des yeux avec gonflement progressif
- Difficulté à avaler
- Difficulté à respirer
- Faiblesse, etc.

QUOI FAIRE ?

❶ Questionner la personne afin de connaître la substance, l'animal ou l'aliment auquel elle est allergique.

❷ L'éloigner rapidement du lieu d'exposition si la cause est reliée à l'environnement.

❸ Appeler l'ambulance,

- si son état ne s'améliore pas dans les minutes qui suivent;
- dans tous les cas lorsque l'allergie entraîne des troubles respiratoires, car il y a risque d'asphyxie.

Note. - **La personne peut avoir une injection d'épinéphrine (adrénaline) préparée et prédosée qu'elle utilise au besoin (*voir p. 122*).**

Troubles digestifs

On doit garder à l'esprit que des troubles digestifs peuvent annoncer un trouble cardiaque.

Digestion laborieuse, nausées

QUOI FAIRE ?

❶ Demander à la personne de prendre de grandes respirations.

❷ La mettre au repos.

❸ Lui appliquer une compresse d'eau froide sur le front.

❹ Si le malaise persiste, appeler l'ambulance.

Vomissements

QUOI FAIRE ?

❶ Placer la personne en position de confort.

❷ Surveiller sa respiration et son pouls.

❸ Si elle continue à vomir, si elle est fiévreuse, s'il y a présence de sang dans les vomissures ou si elle présente d'autres symptômes, appeler l'ambulance.

❹ S'il s'agit d'une intoxication, recueillir une petite quantité de vomissure et la remettre au technicien ambulancier.

Brûlures d'estomac ou douleurs gastriques

QUOI FAIRE ?

❶ Questionner la personne pour connaître la nature du malaise

En cas de brûlures ou d'aigreurs,

❷ Si la personne possède des comprimés contre l'acidité prescrits par son médecin, lui dire de les prendre. Donner du lait.

En cas de douleurs vives, de crampes ou de nausées,

❸ Appeler l'ambulance.

Douleurs abdominales

QUOI FAIRE ?

❶ Questionner la personne pour connaître la nature du malaise.

❷ Si les douleurs sont aiguës ou inhabituelles, appeler l'ambulance.

Maux de tête

QUOI FAIRE ?

❶ Questionner la personne pour connaître la cause et l'intensité de la douleur.

❷ Si les maux de tête sont de faible intensité, faire reposer la personne dans un endroit sombre. La faire allonger si possible.

❸ Si la personne a reçu un coup ou subi un choc, procéder comme pour les cas de fracture ou de traumatisme du crâne (*voir chapitre 9*).

❹ Si elle est exposée à des contaminants, la retirer du lieu d'exposition (*voir chapitre 13*).

❺ Si le mal de tête est de forte intensité et si la victime n'en connait pas la cause, appeler l'ambulance, car il pourrait s'agir d'un accident vasculaire cérébral.

Maux de dents

QUOI FAIRE ?

❶ Appliquer une compressc glacée sur la joue, du côté douloureux, pendant une dizaine de minutes.

❷ Recommander à la personne de consulter un dentiste le plus tôt possible.

Chapitre 15

Accidents de plongée

Chapitre 15
Accidents de plongée

Dans certains milieux de travail, des travailleurs ont une formation en plongée sous-marine. Ces travailleurs devraient connaître les différents problèmes reliés à la pratique de la plongée. Le secouriste doit recevoir une formation particulière afin de pouvoir agir correctement en cas d'urgence.

Les barotraumatismes sont habituellement reliés à des accidents de plongée. Ces accidents sont causés par des variations de pression qui peuvent provoquer des blessures aux poumons, aux oreilles, aux voies respiratoires, au système nerveux. L'accumulation de bulles d'air ou la rupture de tissus provoque ces blessures.

SIGNES ET SYMPTÔMES

Les signes et symptômes varient selon la nature et la gravité de la lésion.

- Douleur dans la région affectée
- Saignement du nez et des oreilles
- Rupture des vaisseaux sanguins
- Étourdissement
- Confusion
- Convulsions
- Troubles respiratoires
- Paralysie
- Maux de tête
- Inconscience

QUOI FAIRE ?

❶ Appeler l'ambulance.

❷ Desserrer les vêtements.

❸ Installer la personne en position latérale de sécurité (côté gauche) et lever les jambes de 30 cm.

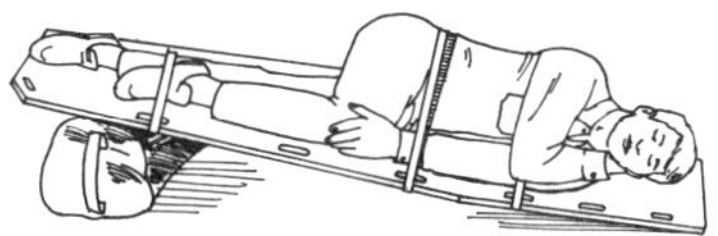

❹ Surveiller la respiration et le pouls.

❺ Couvrir la victime.

❻ Attendre l'ambulance.

Note. - **Le traitement doit se faire dans une chambre hyperbare.**

chapitre 16

Arrêt cardio-respiratoire et obstruction des voies respiratoires chez le bébé (0 à 1 an)

Chapitre 16

Arrêt cardio-respiratoire et obstruction des voies respiratoires chez le bébé (0 à 1 an)

Réanimation cardio-respiratoire

QUOI FAIRE ?

❶ Appeler l'ambulance.

❷ Évaluer l'état de conscience.

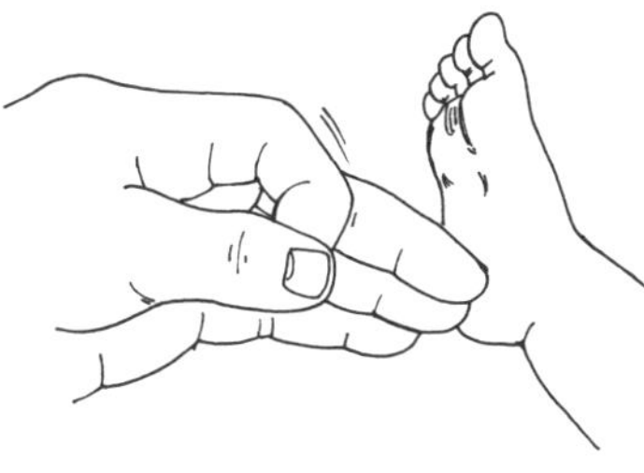

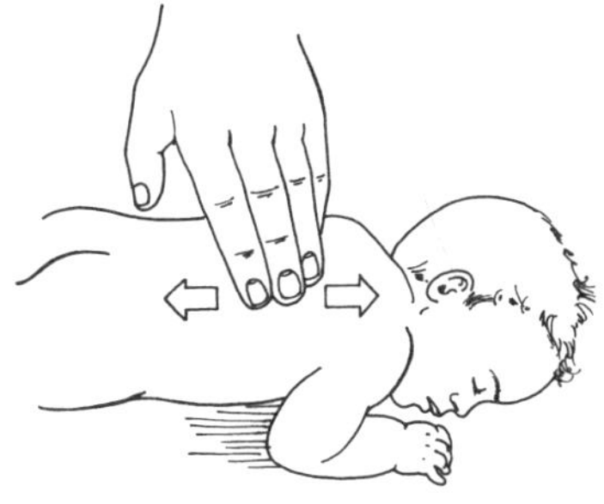

❸ Ouvrir les voies respiratoires.

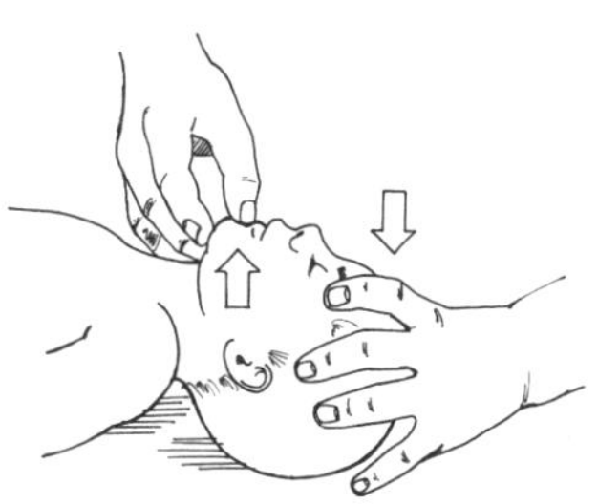

❹ Vérifier la respiration (3 à 5 secondes).

❺ S'il y a absence de respiration, donner deux insufflations lentes jusqu'à ce que le thorax se soulève.

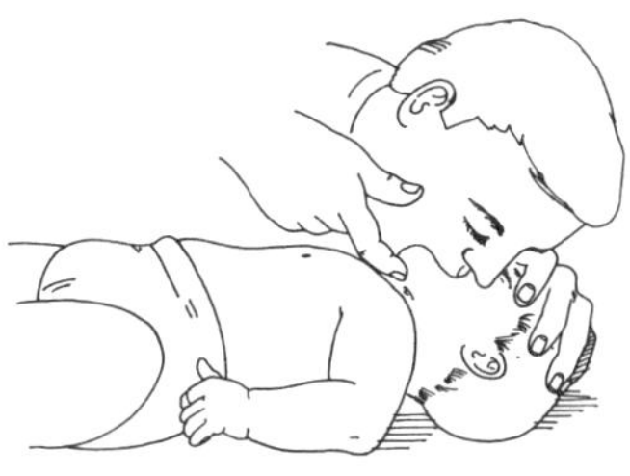

❻ Vérifier le pouls
(5 à 10 secondes).

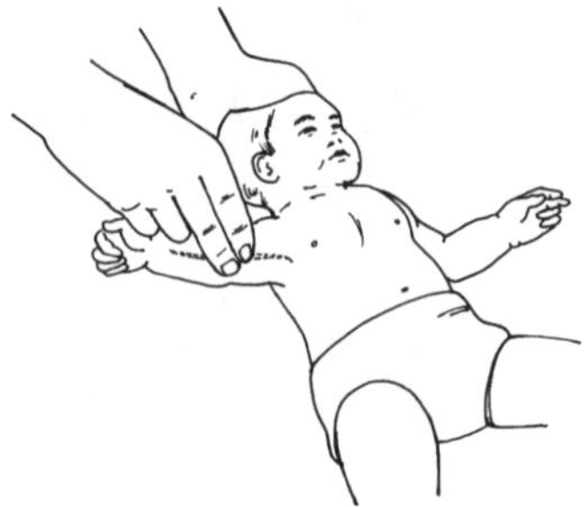

❼ S'il n'y a pas de pouls, pratiquer le massage cardiaque.

Position
- Imaginer une ligne horizontale entre les mamelons du bébé.
- D'une main soutenir la tête du bébé.
- Placer l'index de la main libre sur le sternum au centre de la poitrine, juste sous la ligne imaginaire.
- Placer le majeur et l'annulaire sur le sternum à côté de l'index.

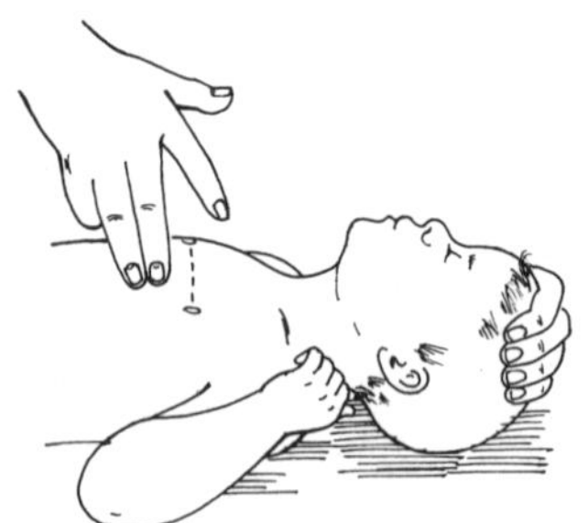

Massage
- Masser avec l'annulaire et le majeur.
- Enfoncer le sternum de 1,3 à 2,5 cm (1/2 à 1 po).

Rythme
5 compressions / 1 ventilation (100 compressions par minute minimum).

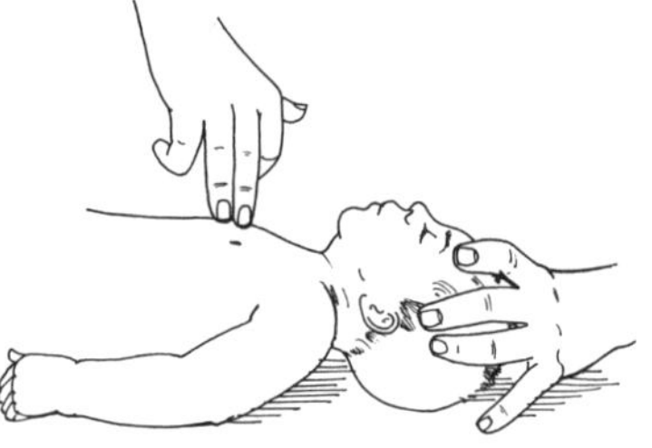

- Faire 5 compressions suivies d'une insufflation pendant une minute, soit 20 cycles de 5 + 1.

❽ Vérifier le pouls et la respiration toutes les minutes.

❾ Attendre l'ambulance.

Désobstruction des voies respiratoires

QUOI FAIRE ?

❶ Appeler l'ambulance.

Si le bébé est conscient, qu'il est bleu et même s'il émet quelques faibles râles

❷ Donner 5 tapes dans le dos.

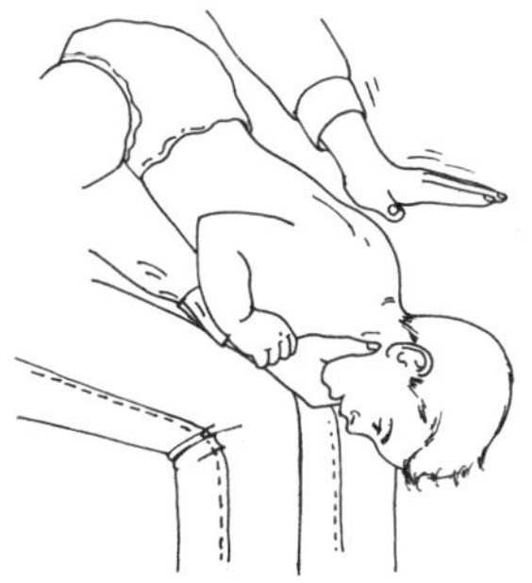

❸ Donner 5 poussées thoraciques (même position que pour la RCR)

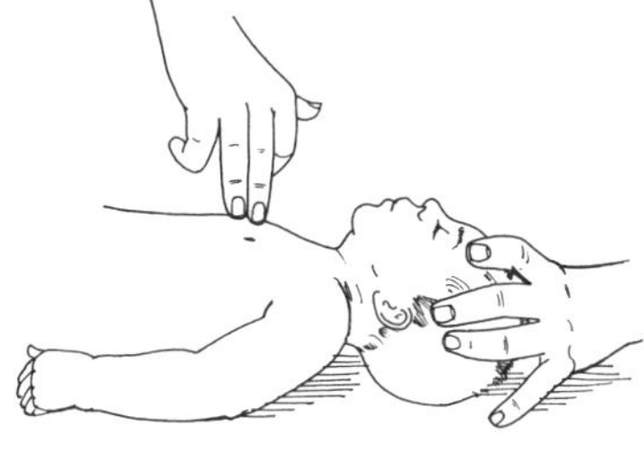

❹ Continuer jusqu'à la désobstruction.

Si le bébé est inconscient

❺ Regarder dans la bouche afin de voir s'il y a un corps étranger. Nettoyer la bouche uniquement si on peut voir quelque chose.

❻ Tenter d'insuffler. S'il y a obstruction, repositionner la tête et tenter d'insuffler à nouveau.

❼ Si l'obstruction persiste, donner 5 tapes dans le dos et 5 poussées thoraciques.

❽ Regarder à nouveau dans la bouche, tenter d'insuffler, repositionner la tête et faire les manœuvres de désobstruction tant que l'obstruction persiste.

❾ Si le corps étranger est expulsé, donner deux insufflations efficaces.

❿ Vérifier le pouls pendant 5 à 10 secondes.

Si le pouls est présent

⓫ Vérifier la respiration.

Si la respiration et le pouls sont normaux

⓬ Placer le bébé en position latérale de sécurité.

Si la respiration et le pouls sont absents

⓭ Entreprendre les manœuvres de RCR.

⓮ Attendre l'ambulance.

Chapitre 17

Arrêt cardio-respiratoire et obstruction des voies respiratoires chez l'enfant (1 an à 8 ans)

Si crise d'angine.

Personne conscient: NITRO Lingual. - Placebo
3 X au 5 min Pulvérisateur

angine / infarctus / arrêt

Chapitre 17

Arrêt cardio-respiratoire et obstruction des voies respiratoires chez l'enfant (1 an à 8 ans)

Réanimation cardio-respiratoire

QUOI FAIRE ?

❶ Appeler l'ambulance.

❷ Évaluer l'état de conscience (stimuler verbalement et pincer les épaules).

❸ Ouvrir les voies respiratoires (même technique que chez l'adulte : basculer la tête, soulever le menton).

❹ Vérifier la respiration (3 à 5 secondes).

S'il y a absence de respiration

❺ Donner deux insufflations longues et lentes.

❻ Vérifier le pouls (5 à 10 secondes).

S'il y a absence de pouls

❼ Pratiquer le massage cardiaque.

Position

- Utiliser le même point de repère que chez l'adulte.
- Faire le massage d'une main.
- De l'autre main, tenir la tête de l'enfant.
- Enfoncer le sternum de 2,5 à 3,7 cm (1 po à 1 ½ po).

Rythme

5 compressions / 1 ventilation (100 compressions par minute)

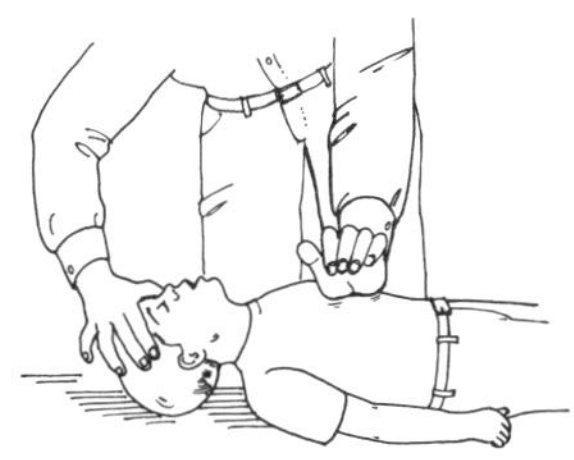

- Faire 5 compressions suivies d'une insufflation pendant une minute, soit 20 cycles de 5 + 1.

❽ Vérifier le pouls et la respiration toutes les minutes.

❾ Attendre l'ambulance.

Si l'enfant est conscient et souffre d'obstruction des voies respiratoires

❶ Appeler l'ambulance.

❷ Demander à l'enfant s'il peut parler.

❸ Dans la négative, exercer des poussées abdominales jusqu'à ce que le corps étranger soit expulsé ou que l'enfant devienne inconscient.

Si l'enfant est inconscient

❹ Regarder dans la bouche afin de voir s'il y a un corps étranger. Nettoyer la bouche uniquement si on peut voir quelque chose.

❺ Tenter d'insuffler. S'il y a obstruction, repositionner la tête et tenter d'insuffler à nouveau.

Si l'obstruction persiste

❻ Donner cinq poussées abdominales.

❼ Regarder à nouveau dans la bouche, tenter d'insuffler, repositionner la tête et appliquer les manœuvres de désobstruction tant que l'obstruction persiste.

Si le corps étranger est expulsé

❽ Donner deux insufflations efficaces.

❾ Vérifier le pouls pendant 5 à 10 secondes.

Si le pouls est présent

❿ Vérifier la respiration.

Si la respiration et le pouls sont normaux

⓫ Placer l'enfant en position latérale de sécurité.

Si la respiration et le pouls sont absents

⓬ Entreprendre les manœuvres de RCR.

⓭ Attendre l'ambulance.

Chapitre 18

Oxygénothérapie

Chapitre 18
Oxygénothérapie

L'oxygène administré à une victime souffrant d'un problème de santé peut aider à soulager certains malaises. Certaines personnes ayant besoin d'oxygène respirent avec difficulté, alors que d'autres peuvent ne pas ressentir le besoin d'avoir de l'oxygène, mais elles en ont quand même besoin. L'oxygène aide entre autres les victimes des troubles physiologiques et des accidents suivants : arrêt respiratoire, arrêt cardiaque, hémorragie, état de choc, altération de la conscience, troubles respiratoires, troubles cardiaques, plaies au thorax, plaies à l'abdomen, brûlures, électrocution, écrasement d'un membre, intoxication, allergies, accident vasculaire cérébral, épilepsie, diabète, noyade, barotraumatismes

Dans certains milieux de travail, il est possible de trouver des cylindres d'oxygène spécialement conçus pour utilisation médicale. Les secouristes qui travaillent dans un endroit où ces appareils existent devraient avoir une formation complémentaire afin d'en connaître le fonctionnement.

On trouve différents types d'appareils qui possèdent chacun leurs caractéristiques.

Le cylindre d'oxygène doit être protégé contre les chocs et les impuretés, c'est pourquoi il faut le transporter dans une boîte ou un sac spécialement conçu pour lui. L'appareil doit aussi être vérifié régulièrement : calibration (une fois par année), nombre de litres disponibles (vérification en même temps que la trousse de premiers secours).

QUOI FAIRE ?

❶ Appeler l'ambulance.

❷ Expliquer à la personne qu'elle va recevoir de l'oxygène à l'aide d'un masque.

❸ Mettre l'appareil en fonction. Régler le débit à 10 litres / minute (minimum).

❹ Installer le masque.

❺ Dire à la victime de respirer normalement.

❻ Attendre l'ambulance.

Chapitre 19

Déplacement d'urgence et transport

Chapitre 19

Déplacement d'urgence et transport

Ce chapitre regroupe les principales techniques appliquées par le secouriste lorsqu'il doit déplacer une personne ou la transporter d'urgence.

Les manœuvres liées aux déplacements d'urgence comportent des risques à la fois pour le secouriste et la personne secourue. Le secouriste doit évaluer la situation avant d'intervenir et n'exécuter le déplacement d'urgence que si la personne est menacée par une explosion, un incendie, un effondrement, une intoxication, etc. Lorsqu'une personne doit être transportée à l'hôpital à la suite d'un accident du travail, ce sont généralement des techniciens ambulanciers qui exécutent les manœuvres entourant l'immobilisation et le transport.

Il peut toutefois se présenter des circonstances exceptionnelles qui exigent du secouriste qu'il fasse lui-même une ou l'ensemble des manœuvres liées au transport de la personne blessée (dans les secteurs minier et forestier, par exemple). Il doit donc être en mesure d'agir selon les circonstances afin que la victime reçoive les soins nécessaires dans les conditions et les délais que son état exige.

Le secoursite doit transporter la personne en appliquant l'une ou l'autre des techniques décrites dans le présent chapitre, lorsqu'il y a
- fracture évidente ou appréhendée;
- atteinte à l'état général;
- risque de détérioration de son état pendant le transport.

Les lieux de travail inaccessibles aux techniciens ambulanciers et qui peuvent nécessiter des évacuations d'urgence devraient être équipés de matériel spécialement conçu pour assurer le succès des manœuvres liées au transport des blessés (planche dorsale, collet cervical, civière, etc.).

Déplacement d'une personne qui ne présente pas de risque de fracture de la colonne

Déplacement au sol

QUOI FAIRE ?

❶ Passer les mains sous les épaules de la personne.

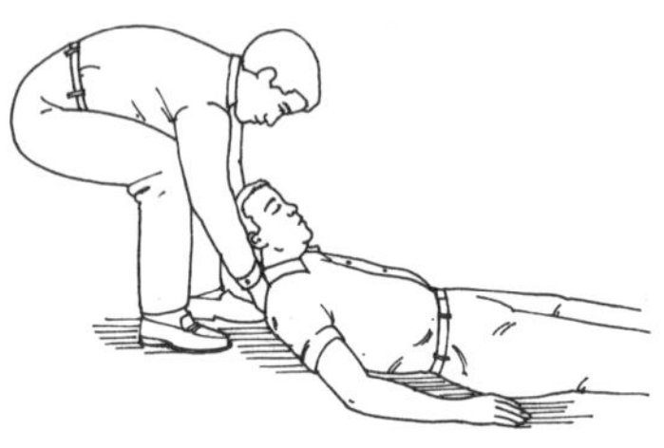

❷ La soulever suffisamment pour que la tête ne heurte pas le sol.

❸ En évitant les secousses inutiles, la tirer prudemment de manière à la soustraire au danger.

Déplacement d'une personne qui présente un risque de fracture de la colonne

Déplacement au sol

QUOI FAIRE ?

Si le secouriste est seul pour exécuter le déplacement, il doit procéder de la même façon que pour déplacer une personne qui ne présente pas de risque de fracture de la colonne.

Si deux secouristes exécutent le déplacement, ils doivent coordonner parfaitement leurs mouvements.

❶ Le premier doit soulever légèrement la tête en la soutenant sous la nuque (juste assez pour qu'elle ne heurte pas le sol pendant le déplacement). Tenir le menton de manière à ce que la tête soit parfaitement alignée avec la colonne.

❷ Le deuxième secouriste doit empoigner les chevilles.

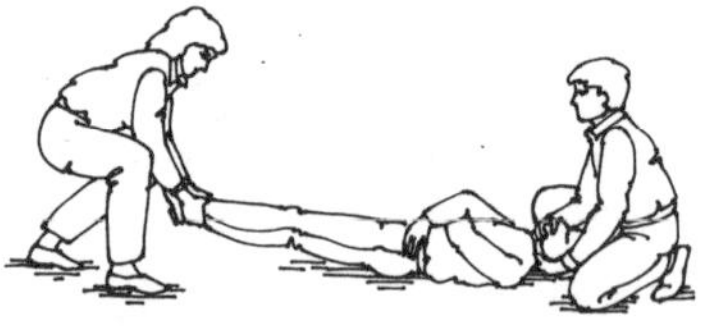

❸ Tirer la personne par les pieds en un mouvement continu jusqu'à ce qu'elle soit hors de danger, en veillant à ce que le corps reste absolument droit.

❹ Stabiliser la personne.

Déplacement hors d'un véhicule

QUOI FAIRE ?

Si le secouriste est seul pour exécuter le déplacement

❶ S'assurer que les pieds sont bien dégagés.

❷ Détacher ou couper, s'il le faut, la ceinture de sécurité.

❸ Passer un bras sous l'aisselle « côté extérieur du véhicule » et aller prendre le menton de la victime, de façon à bien soutenir la tête qui doit basculer légèrement vers l'arrière et s'appuyer sur l'épaule du secouriste.

❹ Passer l'autre bras sous l'aisselle « côté intérieur du véhicule », de façon à pouvoir saisir le poignet opposé.

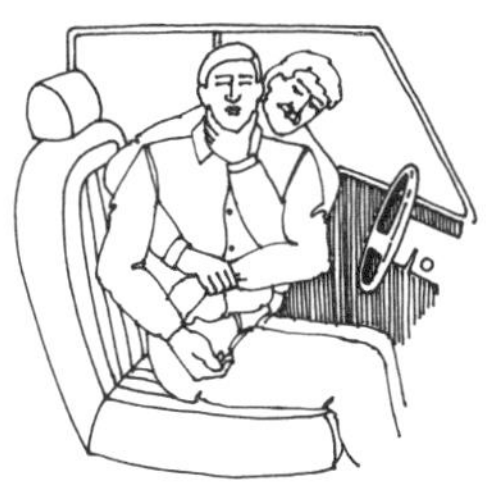

❺ En maintenant le bloc tête-cou-thorax bien aligné, faire pivoter prudemment la personne.

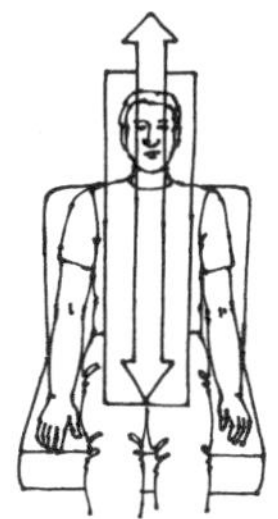

Si deux secouristes sont présents

❶ Le premier dirige les manœuvres et veille à la coordination des mouvements.

❷ Le deuxième place et maintient le bassin et les membres inférieurs de la personne dans l'axe de la colonne vertébrale.

❸ Sortir la victime du véhicule en maintenant solidement le bloc tête-cou-thorax en ligne droite.

❹ Stabiliser la victime.

Préparation au transport d'une personne qui ne présente pas de risque de fracture de la colonne

Première étape : mise en place

Si la personne est consciente, le secouriste doit l'informer des manœuvres qui vont être entreprises. La rassurer fréquemment. Dans les cas de fractures, immobiliser complètement le membre avant toute chose.

Mettre en place le matériel nécessaire. Préparer un brancard et le disposer le plus près possible de la personne afin de diminuer la manutention. Toujours vérifier le matériel avant de l'utiliser.

On peut utiliser un brancard ordinaire non rigide.

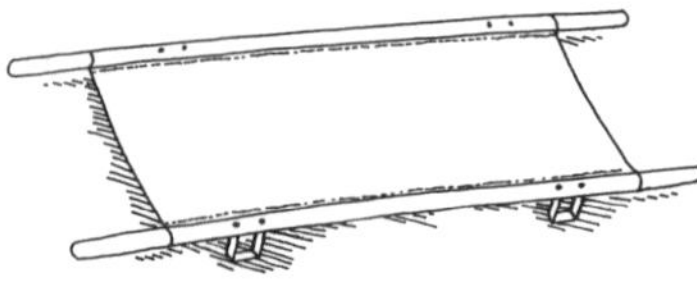

Le secouriste dispose une couverture (en travers) avant d'y déposer la personne.

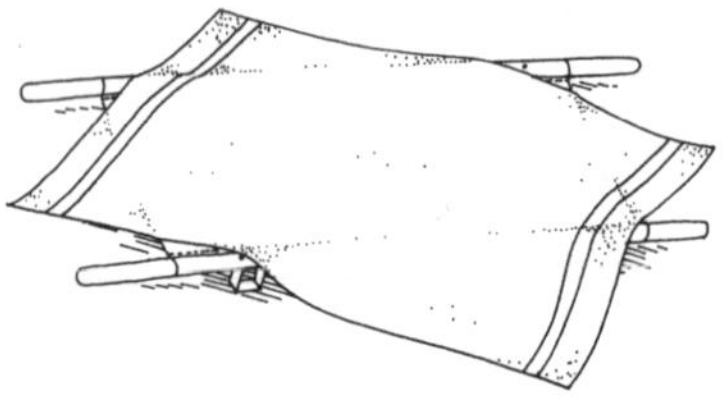

On peut aussi improviser un brancard avec une simple couverture ou des vêtements.

Il faut toujours vérifier la résistance du brancard improvisé.

- **Simple couverture,** dont les bords ont été roulés.

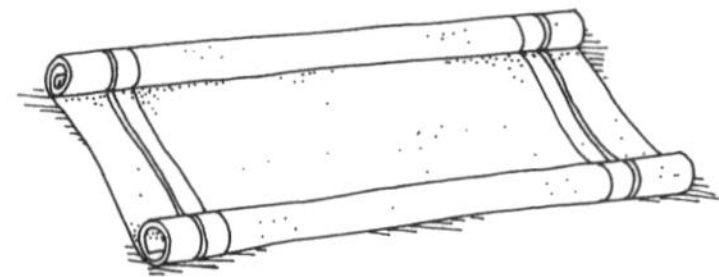

- **Brancard avec couverture :** deux bâtons ou branches solides autour desquels est repliée une couverture.

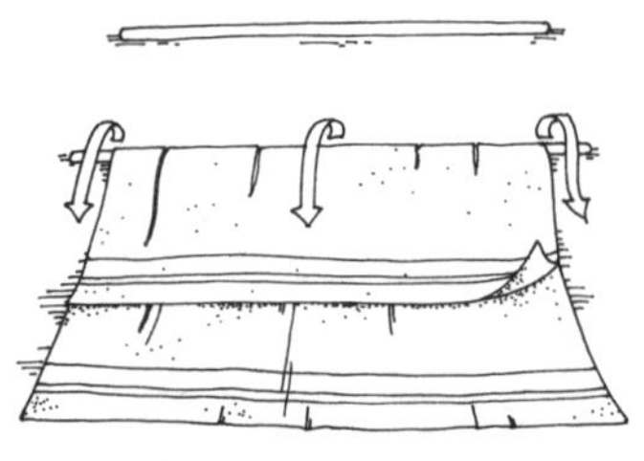

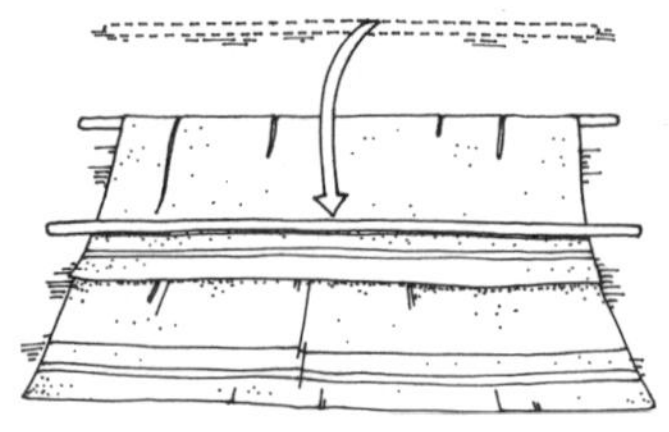

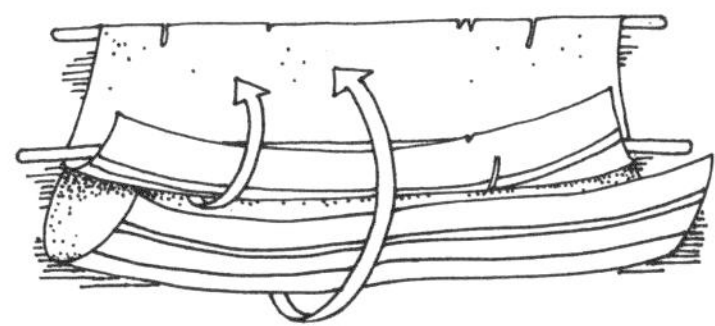

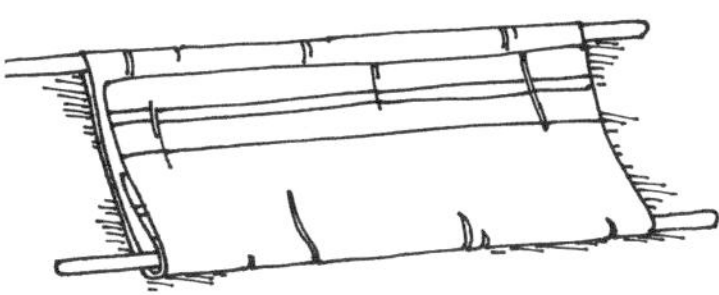

- **Brancard avec vêtements :** deux bâtons ou branches solides enfilés dans les manches retournées de deux ou trois chemises.

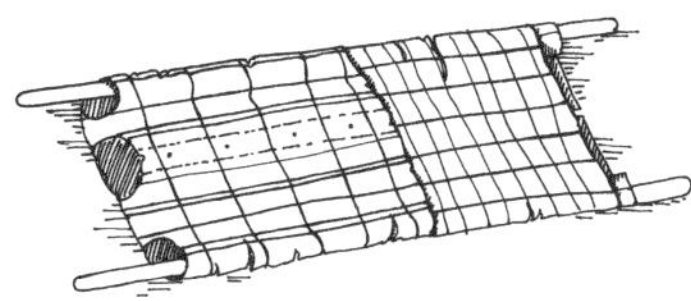

Le secouriste qualifié doit demander l'aide de trois porteurs :

- les placer à l'endroit où ils devront soulever la personne;
- diriger l'exercice et assurer la coordination des mouvements;
- informer les porteurs, de manière précise, des mouvements à exécuter.

Deuxième étape : manutention

Selon le nombre de porteurs et leurs capacités physiques, l'état et le poids de la personne et le matériel disponible, on utilisera pour cette étape la méthode de la rotation.

QUOI FAIRE ?

❶ Allonger le bras vers le haut et tourner la personne sur le côté.

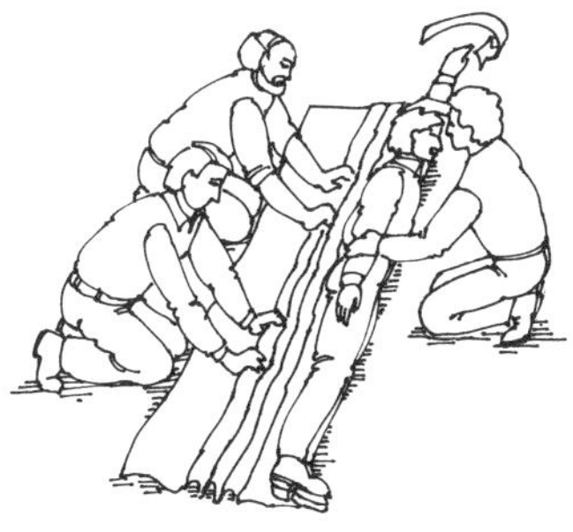

❷ Disposer juste à côté une couverture partiellement enroulée.

❸ Tourner la personne sur le dos et lui allonger l'autre bras vers le haut.

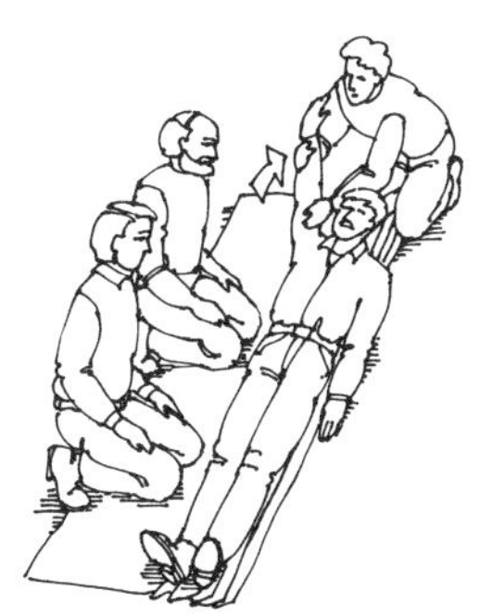

❹ La tourner sur l'autre côté.

❺ Dérouler la couverture.

❻ La tourner à nouveau sur le dos en plein milieu de la couverture.

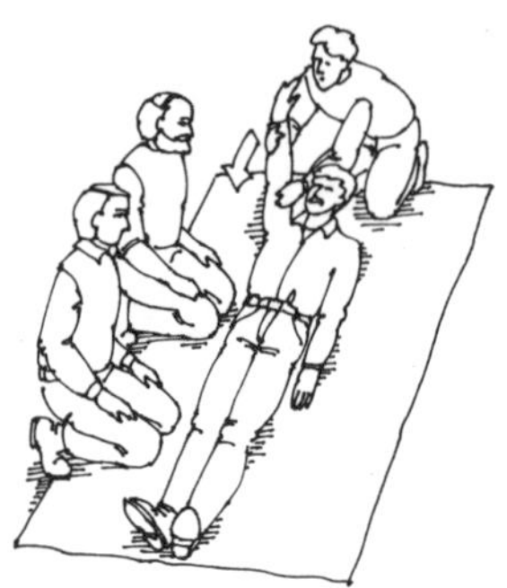

❼ Remettre le bras allongé en position normale.

❽ Enrouler les bords de la couverture.

❾ Se poster aux endroits représentés dans l'illustration.

❿ Saisir fermement les bords, soulever la personne et la déposer sur le brancard.

⓫ Si l'on ne dispose pas de brancard, transporter la personne en appliquant les mêmes règles que si le transport était fait avec brancard (*voir p. 151*).

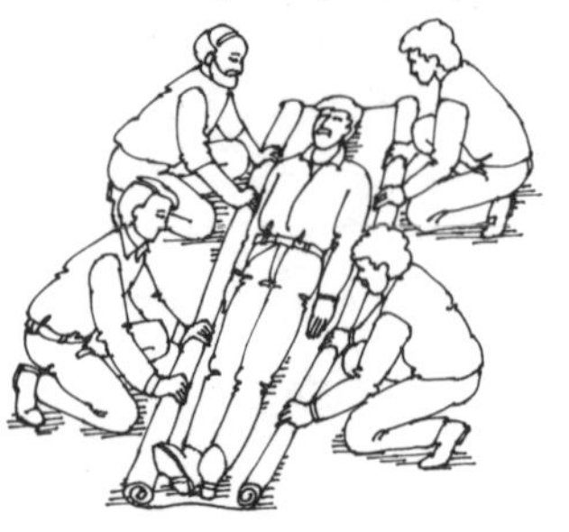

Troisième étape : installation sur le brancard

QUOI FAIRE ?

❶ Allonger la personne de la manière la plus confortable possible.

- **Si elle est inconsciente** : sur le côté en position latérale de sécurité;
- **Si elle est consciente** : sur le dos ou autrement, selon les particularités de la blessure.

❷ Envelopper la personne d'une couverture.

❸ L'attacher au brancard à l'aide de courroies, sangles, bandes, etc. Nouer aux chevilles, aux cuisses et au thorax. Cependant ne jamais nouer de sangles à l'endroit d'une blessure.

❹ Exécuter le transport avec brancard (*voir p. 151*).

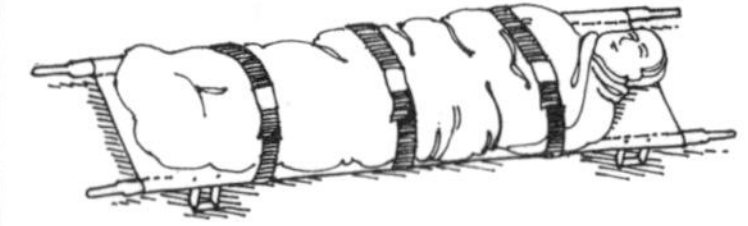

Préparation au transport et immobilisation d'une personne qui présente un risque de fracture de la colonne

Lorsque aucun transport ambulancier n'est disponible, ne pas bouger ou transporter la personne blessée à la colonne vertébrale ou au cou avant de l'avoir immobilisée complètement.

La présence d'au moins quatre personnes (un secouriste qualifié plus trois porteurs) est nécessaire pour mouvoir et transporter une victime blessée à la colonne vertébrale. Si celle-ci est très lourde, il en faudra cinq ou six.

Les secouristes doivent mouvoir et transporter la personne avec une prudence extrême et calculer tous leurs gestes. Le secouriste qualifié doit diriger les manœuvres.

QUOI FAIRE ?

❶ Si la personne est consciente, l'informer des manœuvres qui vont être entreprises et lui expliquer l'importance de rester immobile.

❷ La rassurer fréquemment tout au long des manœuvres.

❸ Préparer le matériel nécessaire. (Une personne blessée à la colonne doit absolument être transportée sur une planche dorsale.)

❹ Préparer aussi cinq attaches ou liens solides afin d'attacher fermement la personne à la planche dorsale.

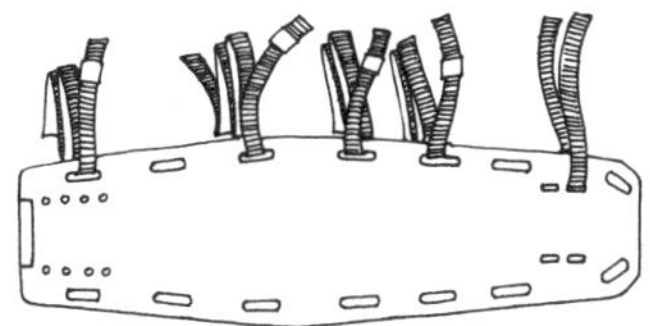

❺ Toujours vérifier le matériel avant de l'utiliser.

❻ Demander l'aide de trois porteurs. Les placer à l'endroit précis où ils devront bouger ou soulever la personne : un aux épaules, un aux hanches, un aux pieds. Le secouriste qualifié se poste à la tête de la personne blessée. Toujours bien informer les porteurs des mouvements à exécuter; ils doivent savoir exactement ce qu'ils ont à faire.

Note. - **Si on ne dispose pas de la planche dorsale standard, utiliser, par exemple, une porte, une échelle solide sur laquelle est disposée une planche, ou toute surface plane et rigide suffisamment large et longue.**

❼ Tenir la tête et les pieds pour que le corps soit droit et bien allongé; la tête et les pieds doivent être en ligne droite avec la colonne vertébrale.

❽ Tenir la tête tant que la personne n'est pas complètement placée et immobilisée sur la planche dorsale.

❾ Pendant que la tête est maintenue, le secouriste place un collet cervical autour du cou afin d'assurer la stabilisation de la tête.

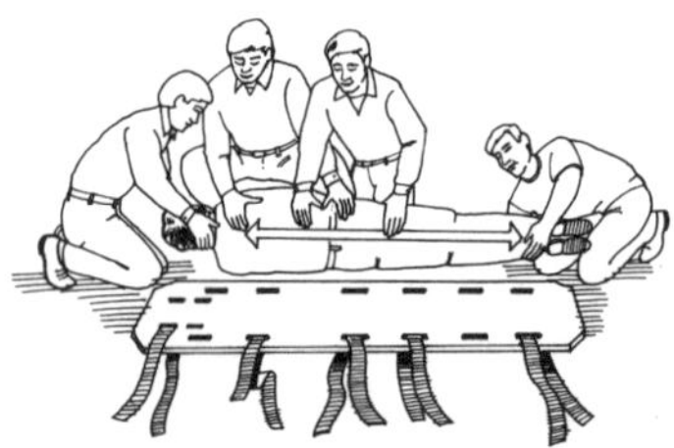

❿ Maintenir sans cesse la tête et les pieds, et retenir les épaules et le bassin afin que le corps reste bien droit.

⓫ Tourner le corps lentement, et en un seul mouvement, jusqu'à ce que la personne soit couchée sur le dos, sur la planche dorsale.

⓬ Placer un appui de chaque côté de la tête afin de l'empêcher de bouger.

⓭ Immobiliser la personne en la retenant sur la planche dorsale au moyen de sangles (ceintures, bandes triangulaires, cordage, etc.) nouées à la tête, au thorax, au bassin, aux cuisses et aux chevilles.

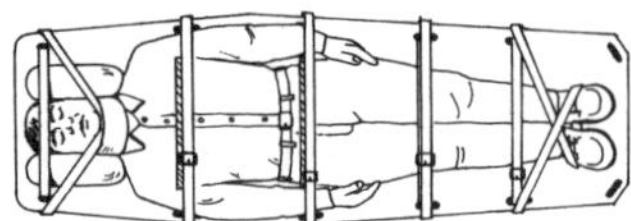

⓮ Couvrir la personne d'une couverture et la déposer sur le brancard.

⓯ Exécuter le transport avec brancard.

Lorsqu'il est impossible de tourner la personne sur le côté, le secouriste peut utiliser la **méthode de levage**. Cette méthode est plus difficile; il faut en user avec une prudence extrême et seulement si la personne est déjà sur le dos.

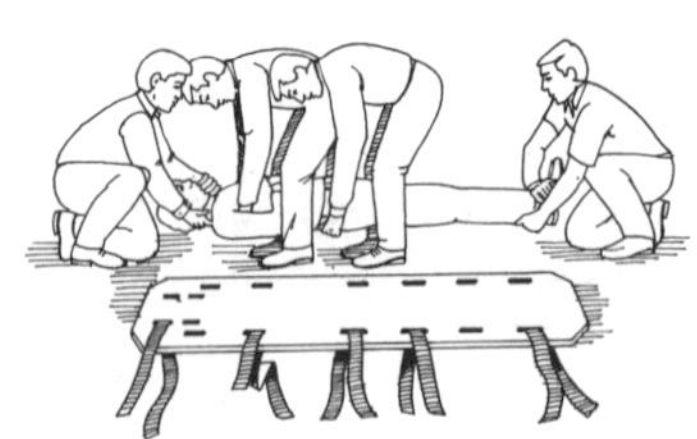

QUOI FAIRE ?

❶ Maintenir sans arrêt la tête et les pieds de la victime.

❷ Glisser les mains sous ses épaules.

❸ Puis, sous son bassin.

❹ Soutenir solidement le corps afin qu'il reste bien droit.

❺ Soulever de quelques centimètres, en un seul mouvement.

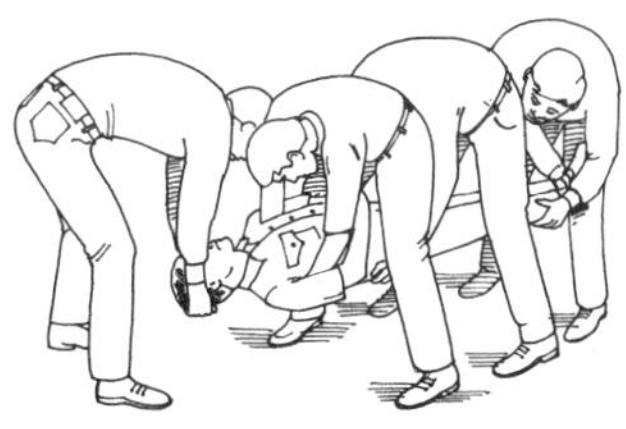

❻ Déposer la personne sur la planche dorsale.

Transport avec brancard

Lorsqu'il est nécessaire de lever ou de transporter une personne blessée, le secouriste doit se prémunir contre les blessures au dos en respectant certains principes.

Pour lever

- Encadrer la charge avec les pieds.
- S'assurer d'une bonne surface de prise.
- Répartir la charge.
- Au moment de l'effort, inspirer profondément.
- Conserver les bras en position allongée.
- Utiliser la force des jambes.
- Garder le dos droit.

Pour transporter

- Répartir la charge.
- Éviter les mouvements de torsion du thorax.

Quelle que soit la manœuvre, tous les mouvements doivent être coordonnés et exécutés en douceur. Aussi, l'équipe doit-elle être placée sous la direction d'un chef. C'est le secouriste qualifié qui assume la responsabilité des opérations. Il doit annoncer le mouvement à exécuter, imposer la cadence, donner l'ordre.

Le secouriste qualifié se tient à l'arrière à la tête de la victime, afin de pouvoir continuer à surveiller la personne.

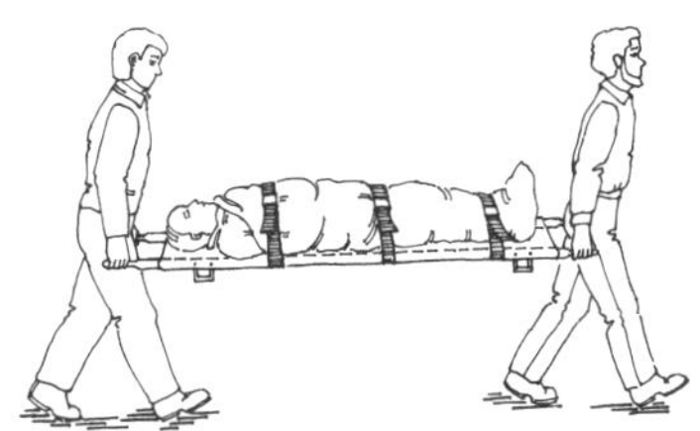

En terrain inégal, il faut faire en sorte que le brancard reste en position horizontale (chaque porteur corrige l'élévation de manière à respecter cette position).

Marche assistée

Cette technique de transport ne doit être utilisée que si la blessure est légère et sur une courte distance seulement.

QUOI FAIRE ?

❶ Se placer du côté blessé, sauf si la blessure est située au bras ou à l'épaule.

❷ Lui passer un bras autour de l'épaule (du secouriste).

❸ Tenir le poignet.

❹ Avancer prudemment.

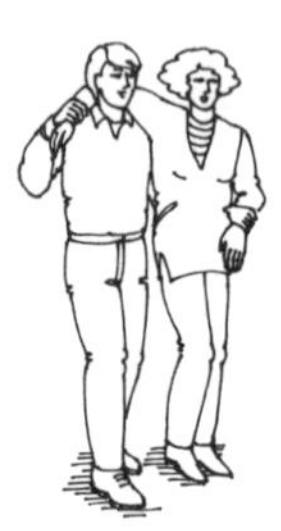

1 secouriste

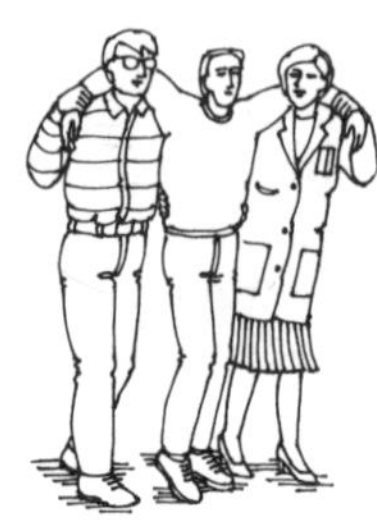

2 secouristes

Transport sur le dos

Comme la précédente, cette technique de transport ne doit être utilisée que si la blessure est légère et seulement sur une courte distance. Cette technique demande une certaine force physique de la part du secouriste.

QUOI FAIRE ?

❶ Demander à la personne blessée de se mettre debout.

❷ Se pencher devant elle en lui tournant le dos.

❸ Lui placer les bras par-dessus les épaules (du secouriste) afin de pouvoir la tenir par les poignets.

❹ Lever la personne suffisamment pour que ses pieds ne touchent pas le sol.

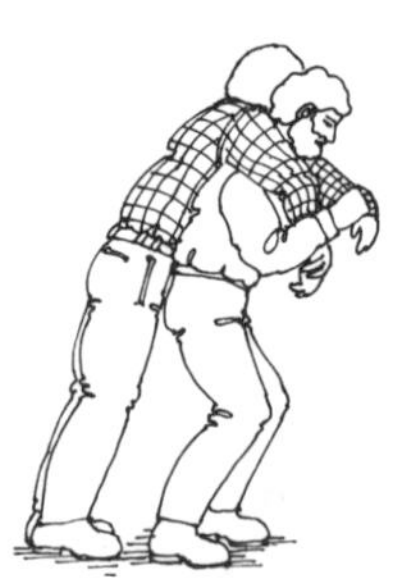

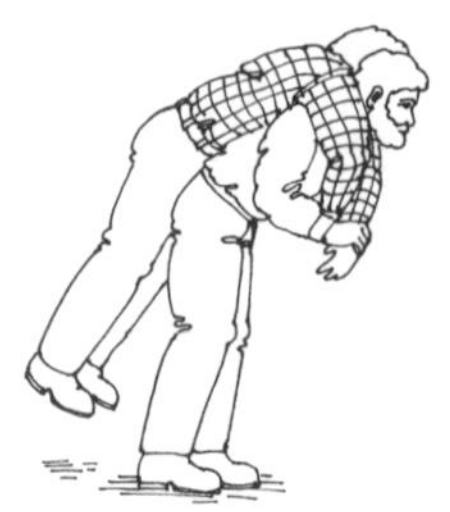

Levage à deux

Cette technique peut être utilisée par deux secouristes pour le transport sur une courte distance d'une personne blessée légèrement.

QUOI FAIRE ?

❶ Croiser les mains de la manière illustrée, ce qui permet de constituer un solide point d'appui.

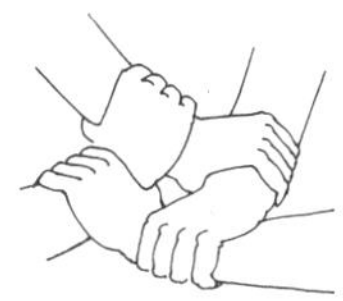

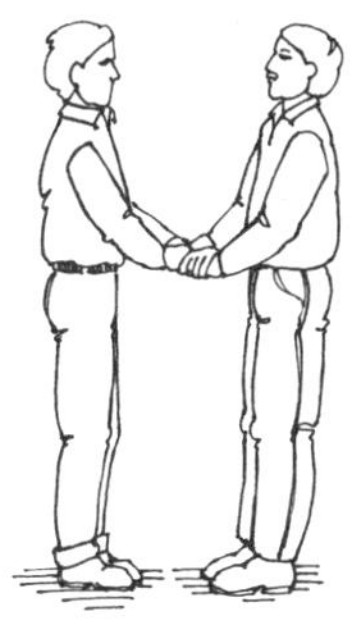

❷ Demander à la personne de s'asseoir et de passer ses bras autour des épaules (des porteurs).

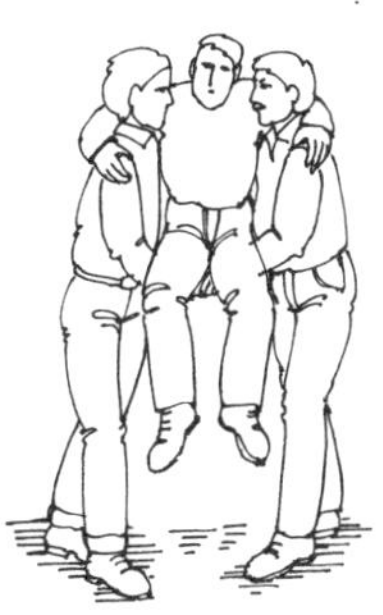

❸ Si la personne est incapable de se servir de ses bras, fabriquer un anneau à l'aide d'une ceinture (ou d'une bande triangulaire nouée). Le bras disponible appuyé sur l'épaule de l'autre porteur constituera un dossier permettant de mieux soutenir la personne.

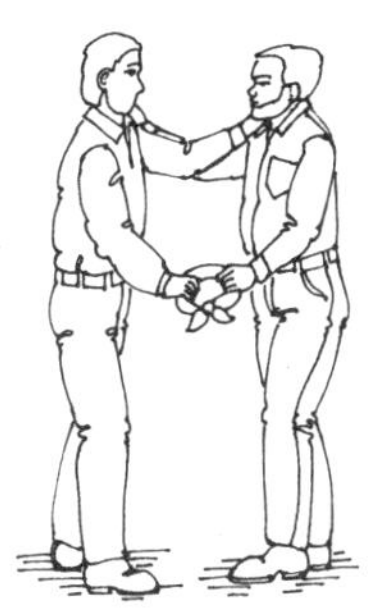

Transport sous les aisselles

Cette technique sera utilisée, en cas de blessure légère, s'il faut transporter la personne dans un escalier ou un espace confiné.

QUOI FAIRE ?

❶ Asseoir la victime sur une chaise.

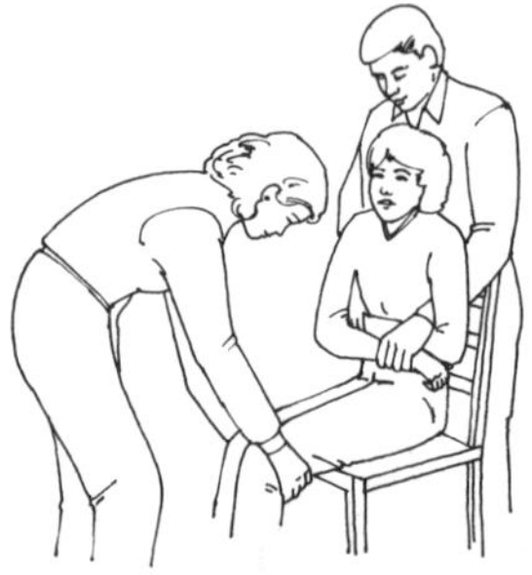

❷ Se placer derrière la victime et aller chercher ses poignets.

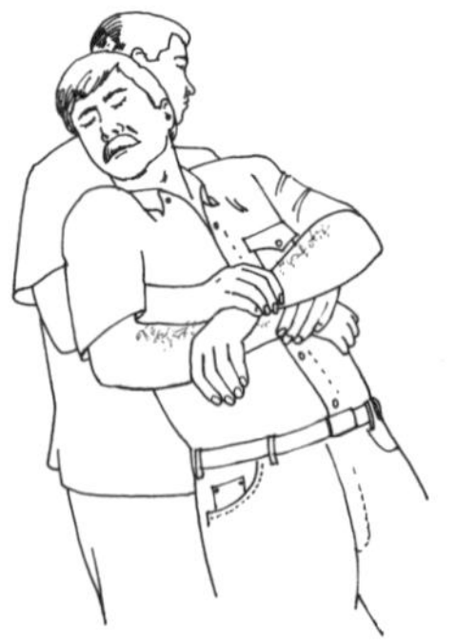

❸ Le deuxième sauveteur soutient la victime sous les genoux.

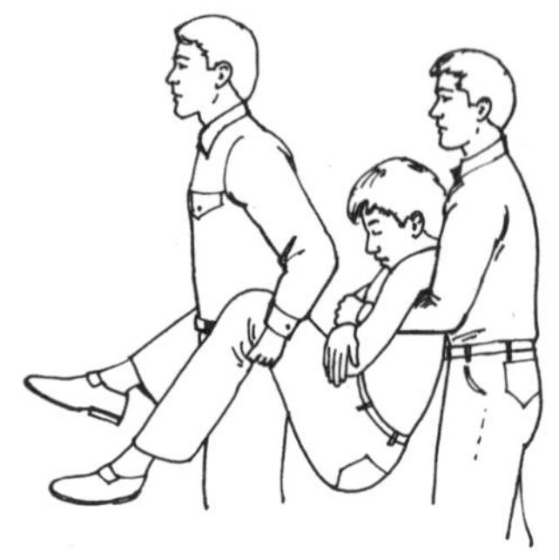

❹ Transporter la personne.

Chapitre 20

Trousse et local de premiers secours

Chapitre 20

Trousse et local de premiers secours

Le Règlement sur les normes minimales de premiers secours et de premiers soins définit les principaux éléments qui doivent être mis en place pour assurer les premiers secours

- dans un établissement;
- sur un chantier de construction;
- dans un véhicule destiné au transport ou à l'usage des travailleurs.

Ce règlement, reproduit à l'annexe I, décrit le matériel de la trousse de premiers secours ainsi que l'équipement prévu dans les cas où un local est mis à la disposition des secouristes (établissements de 100 travailleurs et plus).

Chacun des éléments prévus dans la trousse ou le local est décrit dans les pages qui suivent. À ce contenu minimal peut s'ajouter du matériel ou de l'équipement facultatif de nature à faciliter la tâche du secouriste. Voilà pourquoi il en est aussi question dans ce chapitre.

Trousse : contenu, usage, entretien

Chaque établissement ou chantier de construction doit disposer d'un nombre suffisant de trousses de premiers secours.

Les trousses doivent se trouver dans un endroit facile d'accès, le plus près possible des lieux de travail, et être disponibles en tout temps. Sur un chantier de construction, le nombre des trousses est calculé d'après le temps qu'il faut pour y avoir accès. Le temps est approximativement de cinq minutes pour toutes les personnes qui y travaillent.

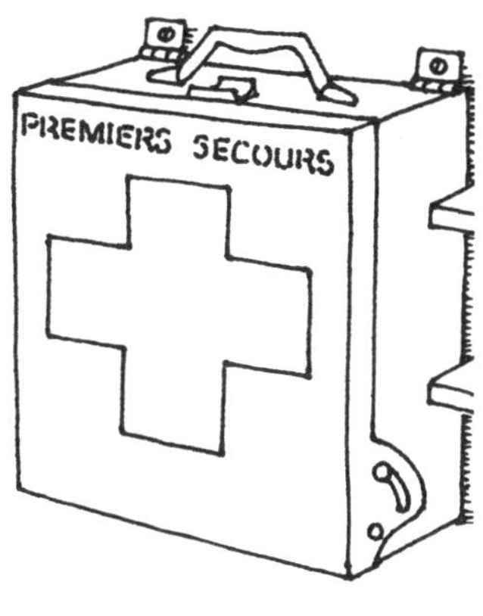

Chaque véhicule destiné uniquement au transport ou à l'usage des travailleurs doit aussi être muni d'une trousse. Lorsque la capacité d'accueil du véhicule est de plus de cinq travailleurs et lorsque les travailleurs sont à plus de 30 minutes d'un service médical, le contenu de la trousse est le même que ce qui est exigé pour l'ensemble des établissements et chantiers de construction. Cependant, lorsque la capacité d'accueil du véhicule est de cinq travailleurs ou moins et que les travailleurs sont à moins de 30 minutes d'un service médical, le contenu est légèrement diminué (tous les éléments sont identiques, seul leur nombre est moindre. *Voir l'article 5 du Règlement*).

Voici la description de chacun des articles que doit contenir la trousse de premiers secours.

Manuel de secourisme approuvé par la CSST

Le présent manuel doit se trouver dans la trousse de premiers secours. Il sert aussi à la formation des secouristes en milieu de travail ainsi qu'à la mise à jour de leurs connaissances.

Ciseaux à bandage

Ciseaux ayant un bout arrondi et servant à couper la bande de gaze ou le ruban adhésif (ils peuvent être droits).

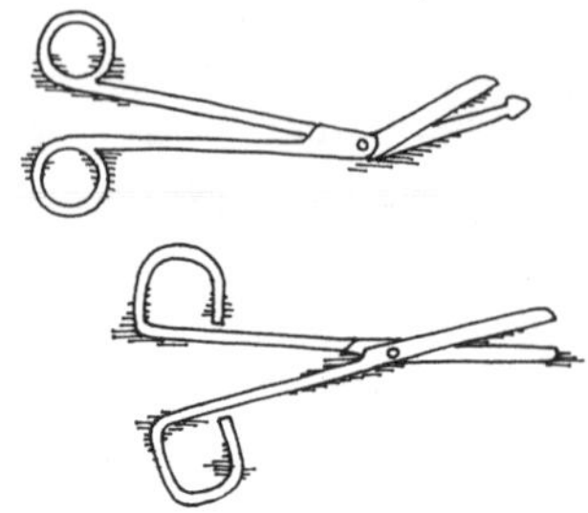

- Les désinfecter à l'alcool avant et après usage.
- Bien les laver et assécher avant de les ranger.

Pince à échardes

Pince pointue servant à enlever de petits corps étrangers, tels que les échardes.

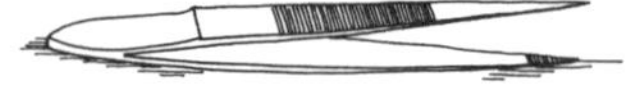

- Désinfecter à l'alcool (ou avec une autre solution désinfectante) avant et après usage.
- Bien laver et assécher avant de ranger.

Épingles de sûreté de dimensions diverses (12)

Utiles pour fixer une bande triangulaire, une bande de gaze, etc.

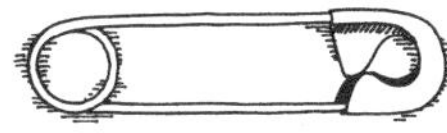

Pansements adhésifs (25)

Utiles pour protéger une plaie.

- Éviter de toucher à la petite gaze pour ne pas la contaminer.
- Éviter de trop serrer le pansement en l'appliquant autour d'un doigt ou d'un orteil.
- Jeter tout pansement non étanche ou endommagé par l'eau ou l'humidité.

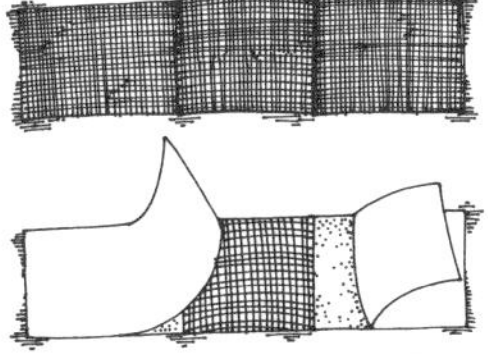

Compresses de gaze, 25 de 106,1 mm x 106,1 mm (4 po x 4 po)

Utiles pour couvrir les plaies plus étendues, pour comprimer un saignement ou pour stabiliser un petit corps étranger. La compresse peut être dépliée s'il faut couvrir une plus grande surface.

- Ouvrir l'enveloppe à l'endroit indiqué et retirer la gaze en la tenant par un coin afin de ne pas la contaminer.
- Toujours éviter de toucher la surface de la gaze qui couvre la plaie.

Rouleaux de bandage de gaze 4 de 50 mm (2 po) 4 de 106,1 mm (4 po)

- Bandage ou bande de gaze servant à tenir en place la compresse de gaze stérile.
- Toujours procéder en enroulant des extrémités vers le cœur.

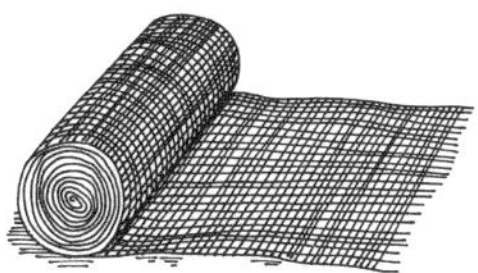

Bandages triangulaires (6)
Pièces de tissu triangulaire pouvant servir à de multiples usages :

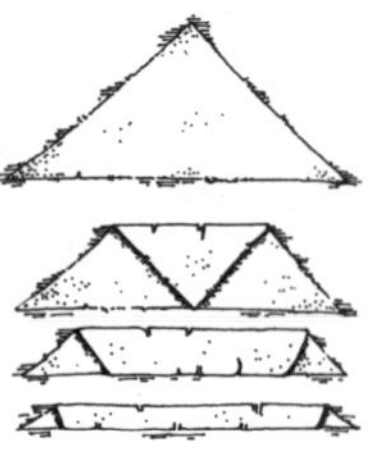

- à fixer les attelles

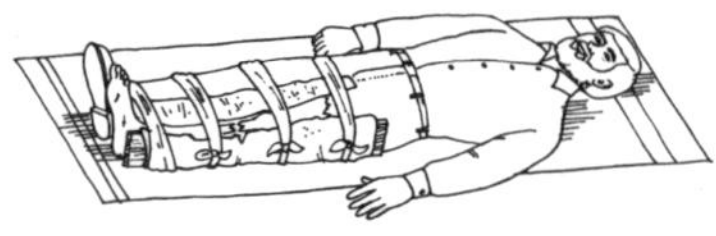

- comme écharpe

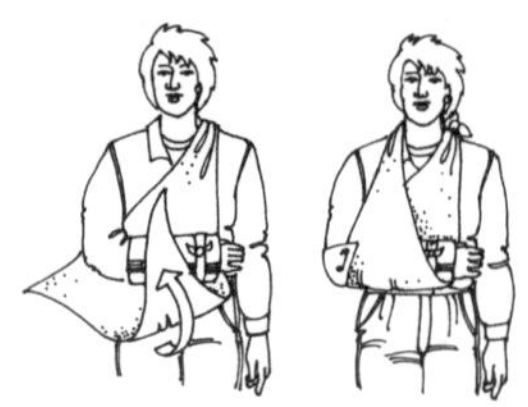

- comme pansement compressif

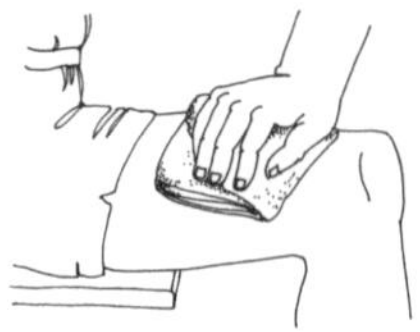

- à envelopper un membre blessé ou une plaie quelconque

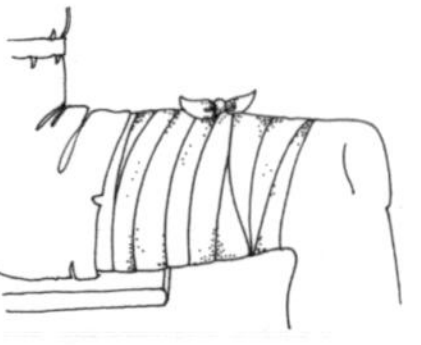

Pansements compressifs (4)
Pansements constitués de plusieurs épaisseurs de gaze stérile, rembourrés d'ouate à l'intérieur et fixés à une bande de gaze. Servent à exercer une compression rapide et efficace en présence d'un saignement abondant.

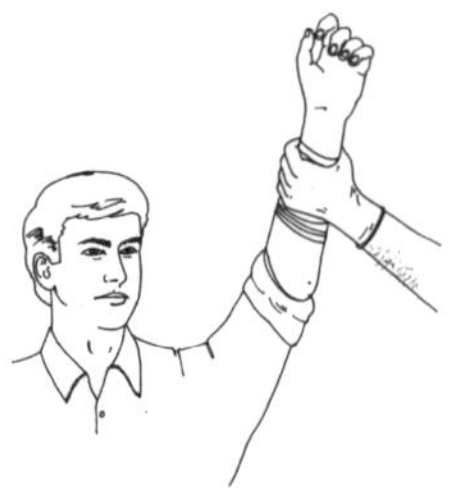

- Ouvrir en ayant soin de ne pas toucher à la gaze, appliquer directement sur la plaie.

- Enrouler la bande fermement autour du membre blessé de façon à diminuer ou à arrêter le saignement.

Rouleau de ruban adhésif (1)
Ruban adhésif diachylon servant à fixer les bandages ou les pansements protecteurs.

- En éviter l'usage en cas d'allergie.
- Ne pas appliquer directement sur le visage.
- On peut se procurer un ruban antiallergène facile à couper avec les doigts.

Tampons antiseptiques (25)
Petits tampons imbibés d'une solution désinfectante diluée et recouverts d'une enveloppe scellée.

- Jeter après usage.

Chaque trousse doit être tenue propre, complète et en bon état.

Il faut vérifier régulièrement la date d'expiration du matériel.

Note. - **Il est aussi fortement recommandé de mettre dans la trousse un masque de poche et des gants jetables.**

Mise en garde

La trousse de premiers secours ne doit pas contenir de médicaments. Le secouriste en milieu de travail n'est pas autorisé à donner un médicament sous quelque forme que ce soit.

Local à l'usage du secouriste

Un local doit être mis à la disposition du secouriste lorsque l'établissement ou le chantier de construction compte plus de 100 travailleurs.

Ce local doit être disponible, facile d'accès en tout temps pendant les heures de travail, tenu propre et en bon état, ventilé, éclairé, chauffé convenablement et pourvu d'eau (section IV, article 11 du Règlement).

Le local à l'usage du secouriste doit être pourvu des éléments suivants :

Eau
L'eau est indispensable, notamment pour se laver les mains avant de toucher à une blessure, pour laver une plaie ou une brûlure, pour faire des pansements humides en cas de brûlures chimiques, etc. Elle doit, de préférence, être courante; à défaut, il faut prévoir de l'eau distillée en quantité suffisante.

Civière (ou brancard)
Ces deux mots ont un sens à peu près identique. En effet, les deux dispositifs servent à transporter une personne blessée. Cependant, dans le présent manuel, lorsqu'il s'agit de transport de personnes blessées ou malades en forêt, par exemple, on a retenu le mot *brancard*, désignant le dispositif constitué de deux bâtons et d'une toile, habituellement pliant et pourvu de petits pieds de quelques centimètres.

La civière, qu'on trouve dans le local de premiers secours, doit davantage servir à coucher la personne blessée en attendant les techniciens ambulanciers; elle est plus haute que le brancard et peut être munie de roulettes. Elle peut évidemment servir au transport, si nécessaire.

Le choix entre brancard et civière dépend des conditions qui règnent sur les lieux de travail.

Table et deux chaises
La table sert à disposer le matériel. Elle peut servir aussi d'appui pour stabiliser un bras fracturé, par exemple.

Entre autres utilités, les chaises peuvent servir d'appuis en cas de blessures à un pied ou à une jambe.

Savon et brosse à ongles
Ils s'imposent pour le nettoyage des mains avant de soigner une plaie et peuvent aussi servir au nettoyage des instruments.

Essuie-mains en papier
Assurent une meilleure hygiène que les essuie-mains de tissu.

Trousse de premiers secours
La trousse doit contenir les éléments décrits précédemment (*voir p. 156 à 169*). Même s'il y a des trousses ailleurs dans l'établissement, une trousse doit quand même se trouver dans le local à l'usage du secouriste.

Matériel facultatif à l'usage du secouriste

Les infirmières et infirmiers en santé au travail des centres locaux de services communautaires (CLSC) ou des directions de santé communautaire (DSC) visitent les établissements et renseignent les employeurs et les personnes intéressées sur l'ensemble des aspects touchant la réglementation sur les premiers secours et les premiers soins.

Voici, entre autres, quelques articles qu'ils recommandent d'ajouter afin de mieux répondre aux besoins des divers milieux de travail.

Savon vert

Savon antiseptique doux permettant le nettoyage des plaies superficielles.

Tampons alcoolisés

Servent à désinfecter les instruments et les mains, faute d'eau et de savon. Il faut éviter de les utiliser pour désinfecter les plaies, car l'alcool provoque une sensation de brûlure désagréable.

Pansements pour les yeux

Servent à recouvrir les yeux en cas de lacérations ou d'autres lésions. Il faut prendre garde de ne pas les contaminer en les utilisant. En appliquer plusieurs épaisseurs si nécessaire et fixer à l'aide d'une bande de gaze.

Compresses froides instantanées

Utiles pour prévenir l'enflure d'une entorse, par exemple, et atténuer la douleur, à défaut d'eau froide ou de glace. En frappant le centre du sac avec le poing, la substance liquide se mélange avec la substance solide. La compresse se garde froide pendant 20 minutes environ, si elle reste en contact avec la peau.

Chiffons jetables

Servent à laver le matériel et les instruments, et à les assécher. Ils sont utiles pour éponger si la personne vomit.

Bassin

Nécessaire pour le lavage des mains quand il n'y a pas de lavabo, pour faire tremper une plaie superficielle aux mains ou aux pieds, etc. Il est très utile lorsqu'une personne vomit.

Sac de plastique et glace concassée

Indispensables dans les établissements où les risques de sectionnement d'un membre ou de segments de membres sont élevés et aux endroits où les fractures, entorses ou luxations sont fréquentes.

Sacs de sable
Petits sacs de toile remplis de sable servant à stabiliser des membres ou la tête en cas de fracture de la colonne.

Couverture de laine (non de fibre synthétique)
Indispensable pour réchauffer la victime, notamment lorsqu'il faut prévenir l'état de choc et en cas d'hypothermie. Elle peut servir à improviser un brancard, ou d'appui pour stabiliser un membre fracturé, ou encore pour étouffer les flammes si le corps d'une personne est en feu.

Fauteuil roulant
Utile dans les endroits vastes et munis d'ascenseurs.

Thermomètre
Nécessaire lorsqu'il faut prendre la température, notamment en cas d'hyperthermie ou d'hypothermie.

Gants en vinyle jetables
Utiles lors de contacts avec les liquides biologiques (salive, sang, sécrétions, etc.).

Masque de poche
Sert à donner la respiration bouche-à-bouche en évitant tout contact direct avec la bouche de la victime. On trouve sur le masque une entrée d'oxygène et une soupape unidirectionnelle pour assurer une plus grande protection au secouriste.

Bonbonnes d'oxygène
Il faut consulter les infirmières et infirmiers en santé au travail ou le médecin responsable de l'établissement afin de déterminer s'il est nécessaire de disposer de bonbonnes d'oxygène et suivre leurs recommandations quant à leur entretien et à leur usage.

Draps stériles pour les brûlures
Spécialement conçu pour envelopper la victime lorsqu'une grande surface du corps est brûlée, le drap peut aussi être coupé, à l'aide de ciseaux désinfectés, en pièces de dimensions variées. Chaque drap stérile est enveloppé séparément.

Attelles
Nécessaires pour immobiliser les fractures aux membres lorsqu'il faut transporter la personne.

On peut les fabriquer soi-même en utilisant du contre-plaqué (ou du carton rigide). Elles peuvent être de différentes longueurs, mais elles doivent avoir une largeur constante de 7 cm. Les coins sont arrondis, le bois poncé et verni pour éviter les échardes.

Planche dorsale
Indispensable pour l'immobilisation et le transport dans les cas de blessures à la colonne vertébrale.

Matériel lié à la pratique du secourisme

Le secouriste devrait aussi connaître l'emplacement et le fonctionnement des installations ou appareils courants :

- téléphones;
- extincteurs;
- coupe-circuit;
- douches d'urgence;
- sorties de secours, etc.

De même, il serait bien avisé de vérifier régulièrement les différentes douches de secours et de s'assurer que le contenu de tous les extincteurs est renouvelé, si nécessaire. Selon le *Règlement sur les établissements industriels et commerciaux* (art. 4.5.2), les extincteurs portatifs doivent

- offrir une protection adaptée à la nature du danger;
- être remplis après usage;
- porter le nom du préposé à l'entretien et la date du dernier contrôle.

Chapitre 21

Nombre minimal de secouristes et registre des premiers secours

Chapitre 21
Nombre minimal de secouristes et registre des premiers secours

Nombre minimal de secouristes en milieu de travail

Nombre de secouristes dans un établissement

L'employeur doit assurer dans l'établissement la présence constante, pendant les heures de travail, d'un nombre minimal de secouristes.

Exception : les établissements de santé (réseau des affaires sociales) où l'on trouve un personnel médical ou infirmier qualifié pour donner les premiers secours.

Note. - **L'employeur d'un établissement du secteur de la sylviculture, visé au paragraphe B de l'annexe I du *Règlement sur les normes minimales de premiers secours et de premiers soins*, doit s'assurer qu'au moins un travailleur sur cinq est secouriste.**

Nombre de secouristes dans un établissement

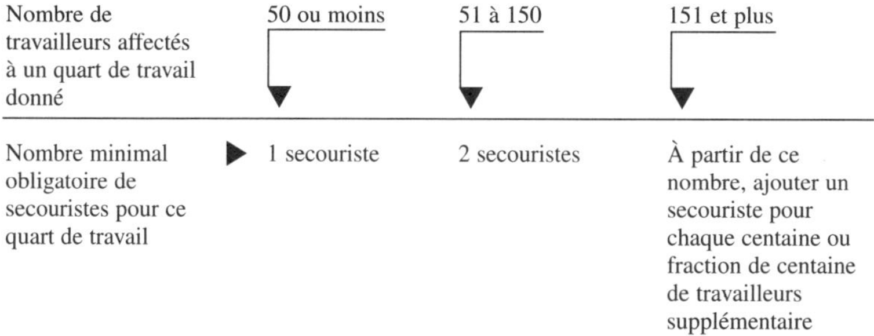

Nombre de travailleurs affectés à un quart de travail donné	50 ou moins	51 à 150	151 et plus
Nombre minimal obligatoire de secouristes pour ce quart de travail	1 secouriste	2 secouristes	À partir de ce nombre, ajouter un secouriste pour chaque centaine ou fraction de centaine de travailleurs supplémentaire

Nombre de secouristes sur un chantier de construction

Le maître d'œuvre d'un chantier de construction doit assurer la présence constante, pendant les heures de travail, du nombre de secouristes indiqué au tableau ci-dessous.

Le lieu de travail, la fonction, les nom et prénom du ou des secouristes travaillant dans l'établissement ou sur le chantier de construction doivent être inscrits sur une affiche placée dans un endroit facilement visible et accessible aux travailleurs.

Sur un chantier de construction, le ou les secouristes doivent s'identifier par le port d'un casque de sécurité marqué d'une croix.

Nombre de secouristes sur un chantier de construction

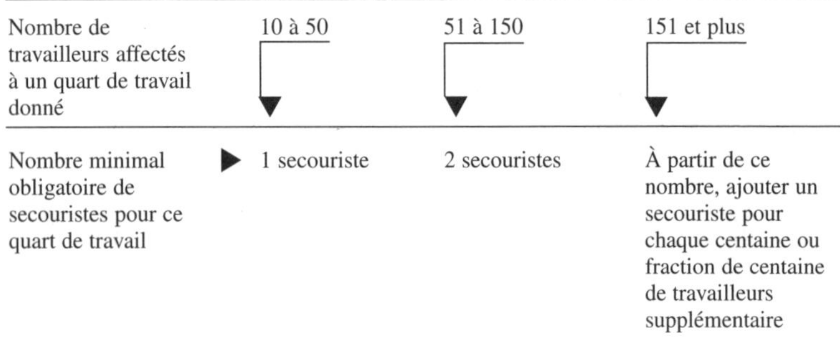

Nombre de travailleurs affectés à un quart de travail donné	10 à 50	51 à 150	151 et plus
Nombre minimal obligatoire de secouristes pour ce quart de travail ▶	1 secouriste	2 secouristes	À partir de ce nombre, ajouter un secouriste pour chaque centaine ou fraction de centaine de travailleurs supplémentaire

Tenue du registre des premiers secours

Le secouriste qui donne les premiers secours à un travailleur a l'obligation de remplir un registre contenant ses nom et prénom ainsi que ceux du travailleur blessé, la date, l'heure et la description de la blessure ou du malaise ainsi que la nature des premiers secours donnés.

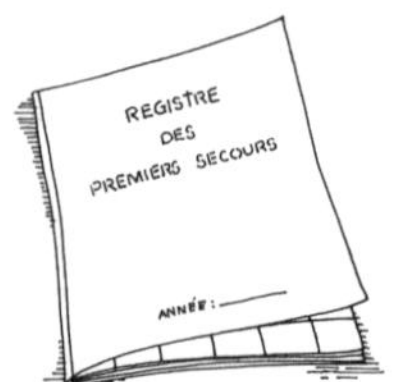

Le registre doit contenir tous les renseignements afin que le travailleur ou l'employeur puisse s'y référer, si nécessaire en cas d'aggravation des blessures, par exemple. (*Voir modèle à la page 167.*)

Registre des premiers secours Année ______

Date et heure de l'accident ou de l'incident	Personne secourue – prénom et nom – métier ou profession – poste de travail	Description de la blessure ou du malaise	Description de l'accident ou de l'incident	Nature des premiers secours et transport	Secouriste – prénom et nom	Nombre de jours d'absence de la personne secourue

Chapitre 22

Sida et maladies infectieuses transmissibles par le sang

Chapitre 22

Sida et maladies infectieuses transmissibles par le sang

Le travailleur secouriste, dans le cadre de son travail, peut être exposé au virus de l'immunodéficience humaine (VIH), agent causal du syndrome d'immunodéficience acquise (SIDA), au virus de l'hépatite B (VHB), au virus de l'hépatite C (VHC) ainsi qu'à d'autres maladies infectieuses transmises de la même façon.

Le sida, l'hépatite B et l'hépatite C étant des maladies d'origine virale transmises par la voie sanguine, on les aborde souvent ensemble. Il existe cependant deux grandes différences entre ces maladies :

- les virus de l'hépatite B et C se transmettent beaucoup plus facilement que le VIH;
- il existe un vaccin contre le virus de l'hépatite B, alors que pour le VHC et le VIH, il n'en existe pas encore.

Le risque d'infection par le VIH à la suite d'une piqûre avec du sang infecté est d'environ 0,3 %, alors qu'il est de 6 à 30 % dans le cas du VHB et d'environ 3 % dans le cas du VHC. Quant au risque relié aux expositions par simple contact ou éclaboussure sur des muqueuses (yeux, nez, bouche) ou sur des lésions cutanées, il n'est pas nul, mais il est très faible, probablement près de zéro.

Si bien que le risque de contracter une maladie infectieuse transmissible par le sang en donnant les premiers secours est faible et personne ne devrait hésiter à le faire.

Au quotidien

En ce qui concerne l'hépatite B et l'infection au VIH, les modes de transmission les plus souvent impliqués sont les relations sexuelles non protégées et le partage d'aiguilles et de seringues souillées chez les utilisateurs de drogues injectables. Ces infections peuvent aussi se transmettre d'une mère infectée à son nouveau-né (transmission périnatale). Enfin, certaines personnes ont pu acquérir l'infection au VIH lors de transfusion de sang ou de produits sanguins avant 1985, année à partir de laquelle le test de détection du VIH a été utilisé pour détecter les produits sanguins contaminés.

La très grande majorité des personnes qui ont contracté l'hépatite C ont été infectées par voie sanguine, soit par le partage d'aiguilles et de seringues contaminées, soit par transfusion de sang ou de produits sanguins avant que le test de détection de l'hépatite C soit disponible (1990). Comme pour l'hépatite B et l'infection au VIH, cette infection peut se transmettre d'une mère infectée à son enfant. Cependant, la transmission sexuelle de l'hépatite C est possible, mais moins probable que dans le cas de l'hépatite B et de l'infection au VIH.

Au travail

Au travail, la transmission du VIH, du VHB ou du VHC peut se faire de façon accidentelle, lorsque le sang d'une personne infectée entre en contact avec celui d'un travailleur.

En effet, le liquide biologique le plus à risque de transmission de l'hépatite B, de l'hépatite C ou de l'infection au VIH dans un contexte de travail est le sang. On considère que l'urine, les selles, les vomissures, la sueur, les larmes, les expectorations, les sécrétions nasales ne posent pas de risque de transmission de ces infections, sauf s'ils sont teintés de sang. Pour ce qui est de la salive, elle peut être responsable de la transmission de l'hépatite B si elle est directement injectée dans le système sanguin, comme dans le cas d'une morsure avec lésion cutanée. La salive seule n'a jamais été documentée comme source de transmission de l'infection au VIH.

Les expositions professionnelles sont surtout causées par

- des piqûres d'aiguilles ou par des objets tranchants souillés;
- un contact avec des plaies ou des lésions de la peau (coupure, dermatite, gerçure, etc.);
- des éclaboussures massives de sang ou de liquide contaminé sur des muqueuses (lèvres, bouche, nez, conjonctive de l'œil).

On n'attrape pas le VIH parce qu'on travaille avec une personne infectée ou près d'elle, par contact avec des objets ou de la nourriture manipulés par une personne infectée, par l'air, l'eau ou la nourriture, par la toux, les postes de distribution d'eau ou des ustensiles, par les toilettes, le téléphone ou par une piqûre de moustique.

Bien que le risque soit faible de contracter au travail le VIH ou d'autres maladies infectieuses transmissibles par le sang, les personnes qui peuvent être exposées à du sang ou à d'autres liquides corporels doivent être informées des précautions à prendre.

Mesures de précaution universelles

Pour diminuer le risque de contracter des infections transmissibles par le sang en milieu de travail, certaines mesures de prévention sont recommandées. Ces mesures sont souvent appelées « précautions universelles » parce que leur application est recommandée en tout temps et avec tout le monde.

L'objectif des précautions universelles est de diminuer les expositions significatives au sang et aux autres liquides biologiques qui pourraient constituer un risque de transmission de ces infections. Le principe des précautions universelles est donc de prendre toutes les mesures raisonnables pour éviter que le sang d'une personne ne traverse la peau ou n'atteigne les muqueuses d'une autre personne.

Ces mesures consistent essentiellement à employer des « barrières de protection » comme les gants (ainsi que des masques, des lunettes et des vêtements imperméables lorsque nécessaire), à manipuler prudemment les objets pointus ou tranchants pouvant être souillés de sang, à désinfecter ou stériliser les objets, surfaces ou instruments pouvant être contaminés.

Les secouristes ne doivent pas hésiter à porter secours à une personne présentant un saignement sérieux, car certaines blessures peuvent être mortelles (hémorragie artérielle importante, amputation d'un membre, etc.).

QUOI FAIRE ?

Qu'il s'agisse d'une plaie mineure ou d'une hémorragie grave, il faut procéder de la façon décrite aux chapitres 6 et 8 du manuel.

❶ **Éviter le contact direct avec le sang**
Il n'y a aucun danger de transmission si la peau du secouriste est saine, car la peau constitue à elle seule une barrière suffisante. Par contre, particulièrement en milieu de travail où les lésions de la peau sont fréquentes, la prudence est de mise. Aussi, pour se protéger, le secouriste devrait-il faire une **barrière qui évitera le contact direct entre lui et le sang**. C'est pourquoi il devra comprimer la plaie ou la blessure **en portant des gants en latex ou en vinyle**, ou s'il n'en a pas, se servir d'un tissu propre ou de tout autre objet (compresses, bandages, etc.), afin de minimiser le risque de transmission du VIH, de l'hépatite B, de l'hépatite C et d'autres agents infectieux transmissibles par le sang.

❷ **Porter des gants**
Le port de gants est recommandé en cas de plaies ouvertes où il y a contact direct avec du sang, lors de la manipulation d'objets contaminés et lors du nettoyage et de la décontamination de toute surface souillée.

Les raisons suivantes motivent le port des gants :

- Pour réduire le risque de transmission d'une infection du travailleur blessé au secouriste;
- pour réduire le risque que le secouriste transmette sa propre flore bactérienne au travailleur blessé.

❸ **Se laver les mains**
Les mains, ainsi que toute autre surface de peau contaminée par le sang, doivent être lavées à fond le plus rapidement possible. **Le lavage des mains est la mesure la plus importante à prendre pour prévenir la propagation d'infections.**

Pour le lavage des mains, utiliser du savon ordinaire ou antiseptique et frotter vigoureusement pendant au moins 10 secondes, en n'oubliant pas le dessous des ongles. Rincer sous l'eau abondamment. Éviter les savons abrasifs et les brosses.

En cas d'éclaboussure des muqueuses (lèvres, bouche, nez ou yeux)

Laver abondamment à l'eau, le plus rapidement possible.

En cas de blessure du secouriste

Si le secouriste se blesse en portant secours (avec des éclats de verre ou d'autres objets tranchants ou pointus), faire saigner sans pincer (quelques gouttes) le point de ponction. Cela permet un meilleur nettoyage de la plaie.

Bien laver et rincer la surface contaminée, sans la brosser. Il peut être utile ensuite de désinfecter la plaie au moyen d'une solution antiseptique, quoique le nettoyage mécanique soit la mesure la plus efficace.

Il faut veiller autant que possible à couvrir la plaie afin de diminuer le risque de contamination par le sang de la personne blessée et, à l'inverse, que cette personne soit contaminée par le sang du secouriste.

En cas d'exposition accidentelle

Se présenter rapidement au service de santé du personnel ou l'équivalent, où les responsables évalueront l'exposition ou le risque et la pertinence d'un éventuel suivi : injection d'immunoglobulines, vaccin contre l'hépatite B, etc. Une exposition significative consiste dans la pénétration d'un liquide biologique (surtout le sang) à travers la peau (piqûre, coupure, égratignure ou contact sur la peau non saine) ou le contact avec une muqueuse (œil, nez, bouche).

Mise en garde

Préférer les gants en latex ou en vinyle.

Remplacer immédiatement les gants déchirés ou percés.

Enlever les gants souillés et les jeter dans un contenant réservé à cette fin; ne jamais les laver ni les réutiliser.

Se laver les mains après avoir porté des gants.

Un savon antiseptique ne remplacera jamais une bonne méthode de lavage des mains.

Note - Le vaccin contre l'hépatite B est recommandé comme mesure préventive pour les travailleurs qui ont des tâches propices à une exposition significative.

Méthode bouche-à-bouche

La réanimation bouche-à-bouche est une technique appliquée en cas d'arrêt respiratoire.

À ce jour, il n'existe aucun cas documenté de transmission du VIH par l'application du bouche-à-bouche. Bien qu'il y ait présence du virus dans la salive, il s'y trouve en très petite quantité et dans aucun cas on n'a démontré que la transmission était attribuable à la salive. Dans le cas où le blessé a du sang dans la bouche, il faut évidemment éviter le contact direct.

Cependant, d'autres infections présentent un risque de transmission. On peut penser à l'herpès buccal, à la mononucléose, à la tuberculose, etc.

Pour la réanimation cardio-respiratoire, on recommande comme mesure de précaution l'emploi du masque (bouche-à-masque, *voir technique à utiliser au chapitre 3, p. 43*).

Méthode bouche-à-masque

Afin de prévenir la transmission de maladies infectieuses en cours de réanimation, il existe des masques qui permettent d'éviter le contact direct entre la bouche du secouriste et celle de la victime. Il existe plusieurs modèles de masques ayant une soupape unidirectionnelle et pouvant être utilisés pour assurer une plus grande protection au secouriste.

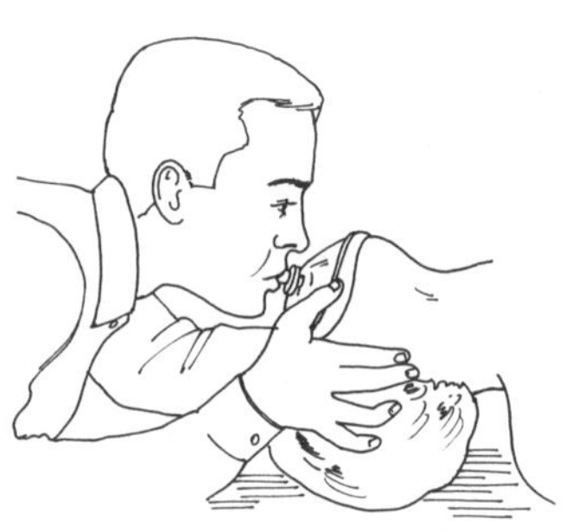

Bouche-à-masque

Mise en garde

Les masques sont assez faciles d'utilisation, mais les secouristes devraient s'exercer régulièrement à s'en servir correctement.

Si l'on se sert d'un masque réutilisable, il faut le nettoyer après usage et se fier au mode d'emploi qui accompagne le masque.

En cas de saignement provenant de la bouche ou du visage

S'il y a saignement de la bouche ou du visage, il faut porter des gants, s'ils sont disponibles, et essuyer le sang. Si on n'a pas de gants à sa disposition, nettoyer le sang à l'aide d'un linge propre ou d'un mouchoir. Enlever le sang et les sécrétions au fur et à mesure qu'ils apparaissent. Lorsque cela est possible, placer un pansement sur la région qui saigne afin de circonscrire l'effusion du sang. Dégager le sang et les sécrétions protège le secouriste tout en assurant une meilleure efficacité de la ventilation et en évitant d'entraîner du sang ou des sécrétions dans les poumons de la victime.

Avertissement

Les participants au cours de secourisme qui ont des lésions dermatologiques aux mains, dans la région de la bouche (herpès ou « feux sauvages »), ou qui souffrent d'infections des voies respiratoires supérieures (rhume, maux de gorge, sinusite, etc.), devraient en aviser le formateur ou la formatrice afin que les précautions nécessaires soient prises pour éviter la transmission de maladies au cours des séances de formation avec mannequin.

Les personnes qui se savent infectées par le virus de l'hépatite B ou C (en phase aiguë, chronique ou antigène E+), ou qui ont des motifs de croire qu'elles ont été exposées ou qu'elles sont à l'état actif d'un processus infectieux, ne devraient pas participer activement à des séances de formation avec mannequin. De plus, lorsqu'ils agissent comme secouristes, les travailleurs devraient appliquer les mesures de précaution universelles afin de prévenir tout risque de transmission de la maladie dont ils sont porteurs.

Il est bon de rappeler que pour la majorité des personnes inscrites à un cours de réanimation cardiorespiratoire (RCR), l'effort physique qu'exige l'apprentissage de la technique ne devrait pas présenter de risques ni causer de problèmes pour la santé. Cependant, si l'application de la RCR peut aggraver chez la personne un état physique qui nécessite une surveillance médicale, celle-ci doit demander l'avis préalable de son médecin. Elle doit également en informer le formateur ou la formatrice.

Annexe I

Règlement sur les normes minimales de premiers secours et de premiers soins

à jour au 30 avril 1996

dernière modification: 1er mars 1988

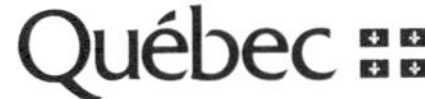

Présentation

Cette publication contient un texte réglementaire adopté postérieurement à la refonte officielle des règlements de 1981. Il a d'abord été publié à la ***Gazette officielle du Québec*, partie 2.**

L'éditeur y a intégré, le cas échéant, les modifications adoptées entre la date de première parution à la ***Gazette officielle*** et la date d'édition de cette publication qui apparaît sur la page couverture. La liste en est d'ailleurs dressée ci-contre.

La date d'entrée en vigueur des modifications est indiquée entre parenthèses après la référence.

Rappelons que cette publication n'a pas de valeur officielle et que les seuls textes authentiques sont ceux parus à la ***Gazette officielle***.

Adoption originale et modification(s) subséquente(s) :

Décret 1922-84, 22 août 1984
(1984) G.O., 4429 (eff. 84-09-22);

Décret 688-85, 3 avril 1985
(1985) G.O., 2303 (eff. 85-05-11);

Décret 1798-87, 24 novembe 1987
(1987) G.O., 6695 (eff. 88-03-01).

c. [A-3, r.8.2]

Règlement sur les normes minimales de premiers secours et de premiers soins

Loi sur les accidents du travail
(L.R.Q., chap. A-3, art. 53 10° et 124 *z*)

Loi sur les accidents du travail et les maladies professionelles
(L.R.Q., c. A-3.001, a. 454, par. 4°)

Loi sur la santé et la sécurité du travail
(L.R.Q., chap. S-2.1, art. 173 et 223 1er al., par. 1°, 29°. 41° et 42° et 2e al.)

SECTION I
INTERPRÉTATION ET CHAMP D'APPLICATION

1. Dans le présent règlement, à moins que le contexte n'indique un sens différent, on entend par:

a) «chantier de construction»: un lieu où s'effectuent des travaux de fondation, d'érection, d'entretien, de rénovation, de réparation, de modification ou de démolition de bâtiments ou d'ouvrages de génie civil exécutés sur les lieux mêmes du chantier et à pied d'oeuvre, y compris les travaux préalables d'aménagement du sol, les autres travaux déterminés par règlement et les locaux mis par l'employeur à la disposition des travailleurs de la construction à des fins d'hébergement, d'alimentation ou de loisirs;

b) «Commission»: la Commission de la santé et de la sécurité du travail instituée en vertu de l'article 137 de la Loi sur la santé et la sécurité du travail (L.R.Q., chap. S-2.1);

c) «établissement»: l'ensemble des installations et de l'équipement groupés sur un même site et organisés sous l'autorité d'une même personne ou de personnes liées, en vue de la production ou de la distribution de biens ou de services, à l'exception d'un chantier de construction; ce mot comprend notamment une école, une entreprise de construction ainsi que les locaux mis par l'employeur à la disposition du travailleur à des fins d'hébergement, d'alimentation ou de loisirs, à l'exception cependant des locaux privés à usage d'habitation;

d) «infirmière» ou «infirmier»: une infirmière ou un infirmier au sens de la Loi sur les infirmières et les infirmiers (L.R.Q., chap. I-8);

e) «maître d'oeuvre»: le propriétaire ou la personne qui, sur un chantier de construction, a la responsabilité de l'exécution de l'ensemble des travaux;

f) «secouriste»: le détenteur d'un certificat valide de secourisme octroyé par un organisme reconnu par la Commission et dont la nature du travail ne compromet en rien son intervention rapide et efficace;

g) «trousse»: trousse de premiers secours consistant en une boîte portative divisée en compartiments pour ranger le matériel de premiers secours exigé dans le présent règlement et dont l'extérieur est marqué d'une croix et porte les mots «premiers secours» en caractères facilement lisibles.

2. Sous réserve de la section IX, le présent règlement s'applique à tout établissement à l'exception des établissements du réseau des affaires sociales, au sens de la Loi sur les services de santé et les services sociaux (L.R.Q., chap. S-5), où il y a du personnel médical ou infirmier qualifié pour donner les premiers secours nécessaires aux travailleurs de l'établissement en cas de lésion professionnelle, ainsi qu'à tout chantier de construction occupant simultanément au moins 10 travailleurs à un moment donné des travaux.

SECTION II
SECOURISTES ET TROUSSES DANS UN ÉTABLISSEMENT

3. L'employeur dans un établissement doit assurer la présence en tout temps durant les heures de travail d'au moins un secouriste par quart de travail où sont affectés 50 travailleurs ou moins, et d'un secouriste supplémentaire pour chaque centaine ou fraction de centaine de travailleurs additionnelle affectés à ce quart de travail.

Malgré le premier alinéa, l'employeur dans un établissement du secteur « Sylviculture » visé au paragraphe *B* de l'annexe 1 doit s'assurer qu'au moins un travailleur sur 5 est secouriste.

D. 1922-84, a. 3; D. 388-85, a. 1; D. 1798-87, a.1.

4. L'employeur doit munir son établissement d'un nombre adéquat de trousses.

Les trousses doivent être situées dans un endroit facile d'accès, situées le plus près possible des lieux de travail et disponibles en tout temps.

Le contenu minimum d'une trousse est le suivant:

a) un manuel de secourisme approuvé par la Commission;

b) les instruments suivants:

— 1 paire de ciseaux à bandage,

— 1 pince à écharde,

— 12 épingles de sûreté (grandeurs assorties);

c) les pansements suivants (ou de dimensions équivalentes):

— 25 pansements adhésifs (25 mm × 75 mm) stériles enveloppés séparément,

— 25 compresses de gaze (101,6 mm × 101,6 mm) stériles enveloppées séparément,

— 4 rouleaux de bandage de gaze stérile (50 mm × 9 m) enveloppés séparément,

— 4 rouleaux de bandage de gaze stérile (101,6 mm × 9 m) enveloppés séparément,

— 6 bandages triangulaires,

— 4 pansements compressifs (101,6 mm × 101,6 mm) stériles enveloppés séparément,

— 1 rouleau de diachylon (25 mm × 9 m);

d) antiseptique:

— 25 tampons antiseptiques enveloppés séparément.

5. L'employeur utilisant dans l'exploitation de son établissement un véhicule qui est destiné uniquement au transport ou à l'usage des travailleurs à son emploi et qui se déplace dans les lieux où aucune trousse n'est accessible selon les critères prescrits à l'article 4 doit munir ce véhicule d'une trousse.

Le contenu minimum de la trousse est celui décrit à l'article 4 lorsque la capacité d'accueil dudit véhicule est de plus de 5 travailleurs et lorsque les travailleurs sont à plus de 30 minutes d'un service médical.

Le contenu minimum de la trousse des véhicules qui ne sont pas visés au deuxième alinéa est le suivant:

a) un manuel de secourisme approuvé par la Commission;

b) les instruments suivants:

— 1 paire de ciseaux à bandage,

— 12 épingles de sûreté (grandeurs assorties);

c) Les pansements suivants (ou de dimensions équivalentes):

— 5 pansements adhésifs (25 mm × 75 mm) stériles enveloppés séparément,

— 5 compresses de gaze (101,6 mm × 101,6 mm) stériles enveloppées séparément,

— 1 rouleau de bandage de gaze stérile (50 mm × 9 m),

— 1 rouleau de bandage de gaze stérile (101,6 mm × 9 m),

— 2 pansements compressifs (101,6 mm × 101,6 m) stériles enveloppés séparément,

— 2 bandages triangulaires,

— 1 rouleau de diachylon (25 mm × 9 m);

d) Antiseptique:

— 5 tampons antiseptiques enveloppés séparément.

D. 1922-84, a. 5; D. 1798-87, a. 2.

6. L'employeur dans un établissement doit s'assurer que toute trousse soit maintenue propre, complète et en bon état.

SECTION III
SECOURISTES ET TROUSSES SUR UN CHANTIER DE CONSTRUCTION

7. Le maître d'oeuvre sur un chantier de construction doit assurer la présence en tout temps durant les heures de travail d'au moins un secouriste par quart de travail où sont affectés de 10 à 50 travailleurs, et d'un secouriste supplémentaire pour chaque centaine ou fraction de centaine de travailleurs additionnelle affectés à ce quart de travail.

D. 1922-84, a. 7; D. 688-85, a. 2.

8. Le maître d'oeuvre doit munir son chantier de construction d'un nombre adéquat de trousses.

Les trousses doivent être disponibles en tout temps.

Un chantier de construction est muni d'un nombre adéquat de trousses lorsque le temps requis pour y avoir accès est approximativement de 5 minutes pour tous les travailleurs.

Le contenu minimum d'une trousse est celui décrit à l'article 4.

9. Le maître d'oeuvre utilisant dans l'exploitation de son chantier de construction un véhicule qui est destiné uniquement au transport ou à l'usage des travailleurs à son emploi et qui se déplace dans les lieux où aucune trousse n'est accessible selon les critères prescrits à l'article 8 doit munir ce véhicule d'une trousse.

Le contenu minimum de la trousse est celui décrit à l'article 4 lorsque la capacité d'accueil dudit véhicule est de plus de 5 travailleurs et lorsque les travailleurs sont à plus de 30 minutes d'un service médical.

Le contenu minimum de la trousse des véhicules qui ne sont pas visés au deuxième alinéa est celui décrit à l'article 5.

D. 1922-84, a. 9; D. 1798-87, a. 3.

10. Le maître d'oeuvre sur un chantier de construction doit s'assurer que toute trousse soit maintenue propre, complète et en bon état.

SECTION IV
LOCAL À L'USAGE DU SECOURISTE

11. L'employeur dans un établissement de plus de 100 travailleurs ou le maître d'oeuvre sur un chantier de construction de plus de 100 travailleurs doit aménager un local où le secouriste peut dispenser les premiers secours. Ce local doit être disponible et facile d'accès en tout temps durant les heures de travail, maintenu propre et en bon état, ventilé, éclairé, chauffé adéquatement et pourvu d'eau.

Ce local doit être équipé notamment:

a) d'une civière;

b) d'une table et de 2 chaises;

c) de savon et de brosses à ongles;

d) d'essuie-mains en papier;

e) au minimum, du contenu de la trousse prévu à l'article 4.

Le présent article ne s'applique pas à un employeur dont l'établissement est doté d'une salle de premiers soins aménagée conformément au sous-paragraphe *b* du paragraphe 1 de l'article 21, ni au maître d'oeuvre dont le chantier de construction est doté d'une telle salle.

SECTION V
COMMUNICATION AVEC LES SERVICES DE PREMIERS SOINS

12. L'employeur doit munir son établissement et le maître d'oeuvre son chantier de construction d'un système de communication disponible immédiatement aux fins de communications avec les services de premiers soins.

La façon d'entrer en communication avec les services de premiers soins doit être clairement indiquée à proximité des installations de ce système.

SECTION VI
AFFICHAGE

13. Un affichage adéquat doit permettre une localisation facile et rapide des trousses et du système de communication prévu au présent règlement ainsi que de tout autre équipement de premiers secours.

14. Le lieu de travail, la fonction, le nom et prénom du ou des secouristes oeuvrant dans l'établissement doivent être inscrits sur une affiche placée dans un endroit facilement visible et accessible aux travailleurs. Sur un chantier de construction, le ou les secouristes doivent s'identifier par le port d'un casque de sécurité marqué d'une croix.

SECTION VII
REGISTRE

15. Le secouriste qui dispense les premiers secours à un travailleur a l'obligation de remplir un rapport contenant ses nom et prénom ainsi que ceux du travailleur blessé, la date, l'heure et la description de la blessure ou du malaise ainsi que la nature des premiers secours dispensés.

Ce rapport doit être remis à l'employeur dans un établissement et au maître d'oeuvre sur un chantier de construction et conservé, par ces derniers, dans un registre tenu à cette fin.

16. Toute information concernant un travailleur contenue au registre prévu à l'article 15 doit être accessible à ce travailleur.

17. Les dispositions qui précèdent n'affectent en rien les obligations de l'accidenté et de l'employeur en cas de lésion professionnelle quant à l'avis d'accident et à l'assistance médicale qui doit être prodiguée, conformément à la loi.

SECTION VIII
FINANCEMENT

18. L'employeur dans un établissement ou le maître d'oeuvre sur un chantier de construction, assume les coûts reliés à l'instauration et au maintien des services de premiers secours avec appareils et pièces prévus aux sections II à VII du présent règlement.

19. La personne désignée par l'employeur dans un établissement ou par le maître d'oeuvre sur un chantier de construction pour être secouriste qui n'est pas détentrice d'un certificat valide de secourisme octroyé par un organisme reconnu par la Commission peut s'absenter de son travail sans perte de salaire, le temps nécessaire à l'obtention ou au renouvellement d'un tel certificat.

Les frais nécessaires au déplacement de la personne désignée pour être secouriste sont assumés par l'employeur dans un établissement et par le maître d'oeuvre sur un chantier de construction dans la mesure où les cours de formation ou de recyclage en secourisme peuvent être dispensés à pas plus de 40 kilomètres de l'établissement ou du chantier de construction où oeuvre cette personne.

SECTION IX
INFIRMIÈRE, INFIRMIER ET LOCAL

20. Aux fins prévues par la présente section, sont établies les catégories d'établissement et de chantiers de construction suivantes:

1) tout établissement visé à l'annexe I, où:

a) oeuvrent au moins 100 travailleurs; ou

b) oeuvrent plus de 20 travailleurs et d'où il n'est pas possible d'atteindre dans un délai de 30 minutes, par voie terrestre et dans des conditions normales, un service ambulancier, un centre hospitalier, un centre local de services communautaires, une clinique ou polyclinique médicale ou autres services médicaux d'urgence, y compris les services de santé d'un établissement ou d'un chantier de construction;

2) tout établissement du secteur « Sylviculture » visé au paragraphe *B* de l'annexe 1, où oeuvrent 20 travailleurs ou moins;

3) tout chantier de construction où oeuvrent simultanément au moins 25 travailleurs à un moment donné des travaux et d'où il n'est pas possible d'atteindre dans un délai de 30 minutes, par voie terrestre et dans des conditions normales, un centre hospitalier, un centre local de services communautaires, une clinique ou polyclinique médicale ou autres services médicaux d'urgence, y compris les services de santé d'un établissement ou d'un chantier de construction;

4) tout autre établissement ou chantier de construction.

D. 1922-84, a. 20; D. 1798-87, a. 4.

20.1. 1) Dans un établissement du secteur « Sylviculture » visé au paragraphe *B* de l'annexe 1 où oeuvrent de 21 à 100 travailleurs, un véhicule de premiers soins routier ou aérien conforme aux normes minimales des véhicules de premiers soins décrites à l'annexe 2, et qui est desservi par deux préposés aux véhicules de premiers soins ou par un tel préposé et une infirmière ou un infirmier est réputé être un service ambulancier au sens du sous-paragraphe *b* du paragraphe 1 de l'article 20 si l'employeur établit avec le centre hospitalier, le centre local de services communautaires ou la clinique ou polyclinique médicale le plus près, les protocoles suivants:

a) un protocole permettant de prévenir un médecin qui doit venir à la rencontre du véhicule de premiers soins sur évaluation de l'état du blessé par un préposé au véhicule de premiers soins ou par l'infirmière ou l'infirmier;

b) un protocole de communication entre le véhicule de premiers soins et ce centre hospitalier, ce centre local de services communautaires ou cette clinique ou polyclinique médicale;

2) Malgré le paragraphe 1, dans un établissement du secteur « Sylviculture » visé au paragraphe *B* de l'annexe 1 où oeuvrent plus de 50 travailleurs et situé à plus d'une heure par voie terrestre et dans des conditions normales d'un centre hospitalier, d'un centre local de services communautaires, d'une clinique ou polyclinique médical ou autres services médicaux d'urgence, un véhicule de premiers soins routier ou aérien conforme aux normes minimales des véhicules de premiers soins décrites à l'annexe 2, et qui est desservi par deux préposés au véhicule de premiers soins dont l'un doit être une infirmière ou un infirmier est réputé être un service ambulancier au sens du sous-paragraphe *b* du paragraphe 1 de l'article 20 si l'employeur établit avec le centre hospitalier, le centre local de services communautaires ou la clinique ou polyclinique médicale le plus près, les protocoles suivants:

a) un protocole permettant de prévenir un médecin qui doit venir à la rencontre du véhicule de premiers soins sur évaluation de l'état du blessé par un préposé au véhicule de premiers soins;

b) un protocole de communication entre le véhicule de premiers soins et ce centre hospitalier, ce centre local de services communautaires ou cette clinique ou polyclinique médicale.

D. 1798-87, a. 5.

20.2. Pour pouvoir agir à titre de préposé au véhicule de premiers soins, une personne doit occuper un emploi qui ne compromet en rien son intervention rapide et efficace et avoir suivi avec succès un cours de formation dont le programme est celui décrit à l'annexe 3.

D. 1798-87, a. 5.

21. 1) L'employeur dans un établissement visé au paragraphe 1 de l'article 20 ou le maître d'oeuvre sur un chantier de construction visé au paragraphe 3 de l'article 20 doit:

a) maintenir à ses frais, sur place, une infirmière ou un infirmier oeuvrant à temps plein durant les heures régulières du quart de travail de jour et, lorsqu'oeuvrent simultanément plus de 20 travailleurs en dehors des heures régulières du quart de travail de jour, maintenir alors les services d'une infirmière ou d'un infirmier sur place ou sur appel;

b) aménager à ses frais une salle de premiers soins qui doit être disponible et facile d'accès en tout temps, maintenue propre et en bon état, chauffée adéquatement et pourvue d'installations sanitaires et d'eau. De plus, cette salle doit être munie des instruments, du matériel et de l'équipement requis pour l'examen et le traitement d'urgence des travailleurs blessés ou malades, ainsi que des fournitures et de l'ameublement nécessaires pour que le personnel puisse dispenser les premiers soins et s'acquitter de ses autres fonctions.

Ce local doit notamment contenir les éléments suivants:

Équipements:

1 trousse de réanimation comportant les trois (3) pièces d'équipement de base:

1. Inhalateur avec tube à intubation; (type guédelle)

2. Nécessaire d'oxygénothérapie à pression positive capable de fournir de l'oxygène à usage médical à un débit constant d'au moins 6 litres par minute, pendant une période minimale de 25 minutes à des températures ambiantes variant de −20 à 40 degrés Celsius. Ce volume est déterminé à une température de 20 degrés Celcius et à une pression de 101 kilopascals.

Ce nécessaire doit comprendre un appareil permettant d'administrer l'oxygène au patient de telle façon que le mélange inhalé ait une concentration en oxygène d'au moins 50 pour cent en volume, mesurée pour un débit inspiratoire de 0,25 litre par seconde.

Le nécessaire d'oxygénothérapie doit être conforme aux normes de l'Association Canadienne de Normalisation (A.C.N.O.R.)

3. Dispositif d'aspiration.

1 civière

1 table d'examen

1 stérilisateur à instruments ou l'équivalent

1 lit avec matelas et oreillers

1 trousse de premiers soins complète, adaptée aux besoins

1 cabinet pour instruments et fournitures médicales

2 couvertures de laine

1 poubelle avec couvercle actionné à pédale

1 lavabo avec eau courante (chaude et froide) avec adapteur pour douche oculaire

1 lampe grossissante

1 planche orthopédique ou l'équivalent

1 petit réfrigérateur

1 table

2 chaises

Instruments:

1 stéthoscope

1 otoscope

1 sphygmomanomètre

1 lampe de poche

ensemble d'attelles d'immobilisation temporaire

béquilles ajustables

1 paire de ciseaux à bandage

1 paire de ciseaux à suture

3 bassins en acier inoxydable

1 bassin pour bain de pieds

1 contenant d'une capacité de 1 litre

1 bain d'oeil

2 thermomètres

1 sac à glace

1 pince mousse

1 pince à échardes

1 pince à griffes

2 pinces hémostatiques

1 pince sécateur

Fournitures médicales:

pansements adhésifs de grandeurs assorties

pansements compressifs

pansements ophtalmiques

compresses de gaze de grandeurs assorties

bandages triangulaires

bandages tubulaires de grandeurs assorties

rouleaux de bandage élastique de grandeurs assorties

dermoplast aérosol

rouleaux de bandage de gaze stérile de grandeurs assorties

diachylons de rapprochement

rouleaux de diachylon de largeurs assorties (réguliers et hypoallergiques)

rouleaux de coton absorbant

éclisses de grandeurs assorties

tampons ouatés

tiges montées stériles

abaisses-langues

épingles de sécurité

garrots

alcool éthylique dénaturé

brosses chirurgicales

assortiment de seringues et aiguilles à usage unique

Divers:

savon

solutions antiseptiques

essuie-main en papier

solution de trempage pour les yeux

gants de vinyle à usage unique

manuel de secourisme

Tout médicament ou tout autre matériel requis pour répondre aux besoins spécifiques de l'établissement ou du chantier de construction.

2) L'employeur dans un établissement visé au paragraphe 2 de l'article 20 doit établir avec le service ambulancier le plus près un protocole d'évacuation et de transport des blessés. Une copie de ce protocole et de chacun de ses renouvellements doit être transmise par cet employeur à la Commission dès sa signature.

3) L'employeur dans un établissement ou le maître d'oeuvre sur un chantier de construction visés au paragraphe 4 de l'article 20 peuvent offrir les services de premiers soins prévus aux paragraphes 1 et 2.

D. 1922-84, a. 21; D. 1798-87, a. 6.

21.1. Une vérification périodique de la qualification des préposés au véhicule de premiers soins visés aux articles 20.1 et 20.2 doit être faite par l'employeur de l'établissement concerné conformément au programme de formation du préposé au véhicule de premiers soins visé à l'article 20.2.

D. 1798-87, a. 7.

22. L'infirmière ou l'infirmier qui dispense les premiers soins à un travailleur a l'obligation de remplir un rapport contenant ses nom et prénom ainsi que ceux du travailleur blessé, la date, l'heure et la description de la blessure ou du malaise ainsi que la nature des premiers soins dispensés.

Ce rapport doit être remis à l'employeur dans un établissement et au maître d'oeuvre sur un chantier de construction et conservé, par ces derniers, dans un registre tenu à cette fin.

23. Toute information concernant un travailleur contenue au registre prévu à l'article 22 doit être accessible à ce travailleur.

24. Les dispositions des articles 22 et 23 n'affectent en rien les obligations de l'accidenté et de l'employeur en cas de lésion professionnelle quant à l'avis d'accident et à l'assistance médicale qui doit être prodiguée, conformément à la loi.

SECTION X
DISPOSITIONS TRANSITOIRES ET FINALES

25. L'employeur est réputé avoir satisfait à l'obligation découlant de l'article 3 et le maître d'oeuvre est réputé avoir satisfait à l'obligation découlant de l'article 7, s'il désigne pour être secouriste le nombre adéquat de personnes et s'il s'assure qu'elles s'inscrivent auprès d'un organisme reconnu par la Commission pour l'obtention d'un certificat de secourisme.

26. Le présent règlement remplace le Règlement sur les services de premiers secours (R.R.Q., 1981, chap. A-3, r. 12).

27. Omis.

ANNEXE I
(art. 3, 20 et 20.1)

A) **Bâtiment et travaux publics**

1. Entrepreneurs généraux

Cette catégorie comprend les entreprises générales de construction, dont l'activité principale est la construction de bâtiments, routes et grands ouvrages d'art tels que les installations maritimes et fluviales, les barrages et les centrales hydro-électriques. Les établissements qui s'occupent accessoirement de construction mais dont l'activité économique dominante s'exerce dans un autre domaine, tel que l'exploitation d'un service d'utilité publique, la fabrication, ou l'extraction minière, sont exclus.

a) Bâtiment

Entreprises générales de construction, dont l'activité principale est la construction ou la rénovation et la réparation de bâtiments, maisons, bâtiments de ferme et édifices publics, industriels et commerciaux. Cette catégorie comprend également les entreprises générales de construction, dont l'activité principale est la construction de bâtiments dans un but de spéculation.

b) Construction de ponts et de voies publiques

Entreprises générales de construction, dont l'activité principale est la construction et la réparation de routes, d'échangeurs routiers, rues, ponts, viaducs et aéroports. Les entreprises générales de construction, ainsi que les chantiers de construction où elles oeuvrent, dont l'activité principale est l'entretien de routes et de rues (asphalte, arrosage, comblement de nids de poule, déneigement) sont exclus.

c) Autres travaux de construction

Entreprises générales de construction, dont l'activité principale consiste en travaux d'adduction d'eau, de construction, de canalisations de gaz, égouts, centrales hydro-électriques, lignes de transport d'énergie, lignes téléphoniques, canalisations électriques, barrages, digues, ports et canaux (y compris le dragage), quais et môles, dans la réalisation d'autres travaux maritimes et fluviaux, la construction de pylones de radio, voies ferrées et ouvrages ferroviaires, et d'autres ouvrages d'art non classés ailleurs.

2. Entrepreneurs spécialisés

Cette catégorie comprend les entreprises spécialisées de construction. Les entrepreneurs spécialisés exécutent seulement une partie des travaux habituellement exécutés par un entrepreneur général au titre d'un marché. Tout sous-traitant qui participe aux travaux d'entreprise générale est classé dans cette catégorie, de même que les travaux à forfait exécutés directement pour le compte des propriétaires. Les entrepreneurs spécialisés font souvent sur place des travaux de réparation et d'entretien de bâtiments de tous genres. Cependant, les travaux d'entretien ou de réparations exécutés par le personnel même de l'établissement où s'effectuent ces travaux ne sont pas compris dans cette catégorie. Les établissements qui s'occupent principalement d'une autre activité telle que la fabrication d'éléments de charpente en acier, mais qui assurent également le montage au chantier sont exclus. Les entreprises spécialisées de construction classées dans cette catégorie, comprennent celles qui s'occupent des domaines suivants: briquetage, menuiserie-charpente, travail du ciment, installation électrique, lattage, plâtrage, crépissage, peinture, décoration, plomberie, chauffage, installation de climatisation, toiture, pose de terrazzo, montage de charpente d'acier, excavation, plancheage, pose de vitres, de matériaux isolants, de bourrelets isolants, démolition de bâtiments, forage de puits d'eau, tôlerie, pose de moquette, pose de carrelages, pose de marbre et de pierre.

B) Sylviculture

1) Exploitation forestière

Établissement dont l'activité principale est l'abattage et le tronçonnage, l'empilage, le cubage, l'expédition et le chargement de grumes, et établissements dont l'activité principale est la récupération des billes perdues, y compris des billes immergées. Les établissements dont l'activité principale est le transport du bois par camions grumiers, ainsi que le flottage, le guidage, le tri, le flottage, en trains et le remorquage du bois entre également dans cette rubrique (sauf s'il s'agit d'établissements détenant une licence de transporteur public), de même que les entreprises d'écorçage qui s'occupent de la production de bois à pâte complètement ou partiellement écorcée.

2) Services forestiers

Établissements, privés ou publics, dont l'activité principale consiste à patrouiller les forêts, à les inspecter en vue de la prévention des incendies, à lutter contre les incendies, et à s'occuper de pépinières forestières, de reboisement et d'autres services forestiers.

C) Mines, carrières et puits de pétrole

1. Mines métalliques

a) Placers d'or: Établissements dont l'activité principale est l'extraction d'or alluvionnaire par traitement hydraulique ou par d'autres procédés. Cette catégorie comprend également les établissements dont l'activité principale est la préparation et l'enrichissement du minerai et la production de lingots à la mine même.

b) Mines de quartz aurifère: Établissements dont l'activité principale est l'exploitation de mines d'or filonien. Cette catégorie comprend également les établissements dont l'activité principale est la préparation et l'enrichissement du minerai et la production de lingots à la mine même.

c) Mines d'uranium: Établissements dont l'activité principale est l'extraction du minerai d'uranium ou de radium, ainsi que la préparation et l'enrichissement de ces minerais.

d) Mines de fer: Établissements dont l'activité principale est l'extraction de minerais de fer, ainsi que la préparation et l'enrichissement de ces minerais.

e) Mines métalliques diverses: Établissements dont l'activité principale est l'extraction de minerais métalliques non catégorisés ailleurs, ainsi que la préparation et l'enrichissement de ces minerais. Entrent dans cette catégorie les mines d'argent, de cuivre-or-argent, de nickel-cuivre, d'argent-cobalt, d'argent-plomb-zinc, de molybdène, de chromite, de manganèse, de mercure, de tungstène, de titane, de cérium, de terres rares, de columbium, de tantale, d'antimoine, de magnésium et de béryllium.

2. Combustible minéraux

a) Mines de charbon: Établissements dont l'activité principale est l'extraction du charbon (anthracite, charbon bitumineux ou lignite). Cette catégorie comprend les établissements où l'on broie, lave, trie ou prépare le charbon pour qu'il soit propre à servir de combustible, que ces établissements soient exploités par une entreprise de charbonnage ou qu'ils soient exploités sous contrat.

b) Industries du pétrole brut et du gaz naturel: Établissements dont l'activité principale est l'exploitation de puits de pétrole ou de gaz naturel, ou de schistes pétrolifères et de sables bitumineux de surface. Les établissements dont l'activité principale est la récupération de naphte contenu dans le gaz naturel entrent aussi dans cette catégorie. Ces établissements produisent du pentane et d'autres hydrocarbures liquides plus lourds et des gaz de pétrole liquéfiés tels que du butane, du propane, et des mélanges butane-propane. Dans certains cas, ils obtiennent également du soufre élémentaire. Les établissements dont l'activité principale est la fabrication de gaz de houille, lorsqu'ils ne sont pas exploités conjointement avec un haut fourneau ou une usine de produits chimiques sont exclus de même que les établissements dont l'activité principale est la distribution de gaz manufacturé ou naturel aux consommateurs par un réseau de canalisations.

3. Mines non métalliques (sauf mines de charbon)

a) Mines d'amiante: Établissements dont l'activité principale est l'extraction et le traitement des fibres d'amiante.

b) Tourbières: Établissements dont l'activité principale est la récupération et le traitement de la tourbe.

c) Mines de gypse: Établissements dont l'activité principale est l'extraction du gypse. Les établissements dont l'activité principale est la fabrication de produits du gypse et qui extraient aussi du gypse sont exclus.

d) Mines non métalliques diverses: Établissements dont l'activité principale est l'extraction et le traitement de minerais non métalliques non classés ailleurs. Entrent dans cette catégorie, les mines de stéatique et de talc, de barytine, de terre à diatomées, de mica, d'ocre et d'oxyde de fer, de feldspath, de syénite néphélinique, de quartz, de silice, de spath-fluor, de sel, de potasse, de sulfate de sodium, de lithine, de magnésite, de brucite, de gemmes, de pierre ponce, de poussières volcaniques, de blanc d'Espagne, de pouzzolane, de cyanite, de natronalum, de carbone de sodium, de sulfate de magnésium, d'actinote, de serpentine, de strontium, de graphite, de phosphate et de pyrite.

4. Carrières et sablières

a) Carrières: Établissements dont l'activité principale est l'extraction et le broyage de roches ignées (telles que le granit), et de roches sédimentaires (pierre à chaux, marbre, schiste, ardoise et grès). Les établissements dont l'activité principale est la taille, le façonnage et le polissage de la pierre sont exclus.

b) Sablières et gravières: Établissements dont l'activité principale est l'extraction, le broyage et le criblage du sable et du gravier des sablières ou des gravières.

5. Services miniers

a) Forage de puits de pétrole à forfait: Établissements dont l'activité principale est le forage à forfait de puits de pétrole ou de gaz. Cette catégorie comprend les établissements qui se spécialisent dans le commencement du forage des puits et dans le montage, la réparation et le démontage des installations de forage.

b) Autre forage à forfait: Établissements dont l'activité principale est le forage au diamant à forfait.

c) Services miniers divers: Établissements dont l'activité principale consiste à fournir les services nécessaires à l'exploitation des gisements de pétrole et de gaz, tels que: descendre, couper et retirer les tuyaux, le tubage et les tiges; cimenter les puits; dynamiter les puits; perforer le tubage; effectuer des traitements à l'acide ou à d'autres produits chimiques; nettoyer, vider et pomper à vide les puits; forer des puits pour l'injection d'eau. Cette catégorie comprend également les établissements dont l'activité principale consiste à fournir des services aux exploitants de mines métalliques et de mines non-métalliques, comme le traçage, y compris l'enlèvement du mort-terrain et le fonçage des puits. On classe dans cette catégorie la prospection du type traditionnel, mais les relevés géophysiques, les levés par gravimétrie et les levés sismographiques sont exclus.

D. 1922-84, Annexe 1; D. 1798-87, a. 8.

ANNEXE 2
(a. 20.1)

NORMES MINIMALES DES VÉHICULES DE PREMIERS SOINS

Le véhicule de premiers soins doit:

a) S'il s'agit d'un véhicule routier, être muni du matériel médical et de l'équipement de sauvetage énuméré ci-dessous et ne servir qu'à des fins de secours d'urgence. De plus, l'employeur doit faire reconnaître par la Régie de l'assurance automobile du Québec son véhicule de premiers soins comme véhicule d'urgence conformément au règlement adopté en vertu du paragraphe 1° de l'article 618 du Code de la sécurité routière (1986, c. 91). Cette reconnaissance assurera que ledit véhicule puisse être équipé de feux rouges clignotants et d'une sirène et que le conducteur, dans l'exercice de ses fonctions puisse être exempt des obligations relatives aux cessions de passage, aux arrêts obligatoires, aux stationnements interdits et aux limites de vitesse;

b) s'il s'agit d'un véhicule aérien, l'habitacle doit permettre l'utilisation du matériel médical énuméré ci-dessous et le transport sécuritaire d'un travailleur accidenté en permettant notamment qu'il puisse être transporté sur une civière.

Normes minimales du véhicule routier

Au minimum, tout nouveau véhicule, à compter du 1er mars 1988:

1° Doit être de type fourgonnette, ¾ de tonne, de la série d'assemblage.

:L'ensemble des exigences figurant dans le Code de la sécurité routière s'appliquent au véhicule.

2° Avant la conversion, le véhicule doit avoir un volume de chargement minimum de 8,4 m^3.

3° Les portes arrières et les portes latérales du côté droit doivent être du type « porte à charnières » avec dispositif de retenue lorsqu'ouvertes. Toutes ces portes doivent pouvoir s'ouvrir de l'intérieur en tout temps et de l'extérieur si non verrouillées.

4° La transmission doit être automatique à trois vitesses et de la meilleure qualité qu'offre le fabricant. Elle doit avoir un système auxiliaire ou complémentaire efficace de refroidissement de l'huile.

5° Le système de freinage doit être le plus efficace de ceux offerts par le fabricant et il doit être assisté.

6° Le système de direction doit être assisté.

7° Les sièges du compartiment-conducteur doivent être du type baquet avec dossiers hauts.

8° Le système de batterie doit être divisé en un système principal alimentant le véhicule dans son usage régulier et en un système secondaire. Ce dernier doit être branché de façon « charge sans décharge » et peut faire démarrer le moteur en cas de panne du système principal. Toutes les batteries visées dans cet article doivent être aménagées à l'extérieur du compartiment réservé aux personnes transportées et du compartiment-conducteur. Toutes les batteries doivent être de type robuste et le plus puissant offert dans les options du fabricant. Elles doivent également être de type scellé ou de type sans entretien.

9° L'alternateur doit pouvoir produire une charge minimale de 100 A à plein régime et de 60 A au ralenti. Tout le système électrique doit correspondre à la puissance de l'alternateur demandé.

10° Un avertisseur lumineux rouge clignotant ou rotatif, visible sur 360° doit être installé conformément au Code de la sécurité routière. Pour les véhicules avec cellule-ambulance surélevée du compartiment-conducteur, cachant la visibilité arrière de ces rayons lumineux, des avertisseurs additionnels doivent être placés sur les coins à l'arrière de façon que ces flux lumineux rouges soient visibles sur 360°.

Deux lumières clignotantes rouges de 100 mm de diamètre doivent être placées dans la grille avant du capot au niveau des phares réguliers du véhicule, symétriquement au centre de la grille. Sur demande, ceux-ci doivent clignoter alternativement avec les phares du véhicule.

11° Doit être muni de trois (3) phares de chargement ou de déchargement ajustables produisant de chaque côté et à l'arrière une puissance minimum de 800 chandelles de type « FLOOD ». Ces trois phares doivent être situés:

- à l'arrière du véhicule de façon à éclairer l'aire de travail près des portes arrières et fonctionnant quand les portes sont ouvertes ou lorsque le véhicule est en position de recul;
- un sur le côté droit fonctionnant quand la porte du côté droit doit être ouverte;
- un sur le côté gauche.

12° La cabine et la cellule-ambulance doivent être de couleur « Jaune pour véhicule prioritaire ».

13° Les mots « véhicule de premiers soins » doivent être écrits quatre (4) fois de couleur BLEU PRIMAIRE réfléchissant sur fond blanc réfléchissant; une fois à l'arrière, une fois de chaque côté et une fois à l'avant inversé aux mêmes dimensions qu'à l'arrière.

14° Un avertisseur sonore spécial aux ambulances doit être installé à l'extérieur de la cabine. Il doit être commandé par un interrupteur à rappel d'utilisation, à la disposition du conducteur.

15° Doit être équipé d'une alarme de recul.

16° Doit être équipé d'un système de chauffage à contrôle indépendant pour le compartiment arrière.

17° Doit être équipé de phares halogènes et de deux phares à brume.

18° Doit être équipé d'un radio émetteur-receveur adapté aux besoins du lieu d'utilisation. Il doit être équipé en plus d'un système anti-parasite permettant une réception parfaite.

19° Les pneus doivent être de type radial, de construction « garanti de première qualité » en fonction du poids total maximal.

Le pneu de secours devra être du même type. Les pneus de secours temporaires sont interdits.

Le véhicule devra être équipé d'un cric et des outils nécessaires pour changer un pneu.

20° Tout véhicule, à compter du 1er mars 1988, doit contenir les équipements et fournitures médicales énumérés ci-après:

MATÉRIEL MÉDICAL

		Quantité
I.	BASE	
	— Civière articulée	1
	— Civières type brancard	1
	— Planches dorsales longues	2
	— Colliers de support cervicaux	2 p. 2 m. 2 g.
	— Attelles carton ciré ajustables	6
	— Sacs de sable de 2 kg	6
	— Couvertures de laine	6
	— Draps	5
	— Oreillers plastifiés et taies	2
	— Courroies pour planche dorsale	8
	— Gants jetables	1 bte
	— Gants stériles	3

	gr. 7-8-9
— Urinal	1
— Bassine	1
— Bandages triangulaires	12
— Solutés	
• Lactate Ringer 1 000 cc	5
• Dextrose 5 % 500 cc	5
— Tubulures à perfusion	4
— Garrots pour intra-veineuse	3
— Aiguilles cathéter à infusion intra-veineuse (grandeurs assorties)	20
— Aiguilles papillon (grandeurs assorties)	20
— Prép. d'alcool	1 btc
— Succion électrique	
• fixe	1
• portatif	1
• cathéters à succion (14-16-18)	6
• tige rigide	1
— Ciseau universel	1
— Pansements compressifs	6
— Bandes élastiques 10 cm	6
— Gaze 10 × 10 cm	50
— Rubans adhésifs non allergènes • 2,5 cm	2
— Toile pour grand brûlé, en teflon	1
— Piqués	10
— Tampons iodoformés	1 bte
— Sacs de plastique	10
— Cerceau à broder	1
— Tampons combinés 12,7 × 20,3 cm	25
— Pochettes de sucre	12
II. TROUSSE DE SUPPORT VITAL	
— Stéthoscope	1
— Appareil à tension artérielle	1
— Ensemble de canules oropharyngées	1
— Trousse (pack sac médical)	1
— Ciseau tout usage	1

— Compresses 10 × 10 cm	30
— Tampons combinés 12,7 × 20,3 cm	30
— Rubans adhésifs	
• 2,5 cm anti-allergènes	2
• 5 cm anti-allergènes	2
— Bandes de gaze en rouleau	
• 5 cm	6
• 10 cm	6
— Pansements compressifs (type armée)	5
— Bandes triangulaires	12
— Bandes élastiques	
• 10 cm	3
• 15 cm	3
— Épingles de sûreté	12
— Compresses gaze stérile	
• 7,6 cm^2	20
— Bassin réniforme moyen	1
— Abaisse-langues	12
— Tampons oculaires	6
— Verres de carton	5
— Pansements adhésifs	1 bte
— Masques pour réanimation avec protection anti-reflux	2
III. MATÉRIEL D'OXYGÉNOTHÉRAPIE	
— Chaque véhicule devra contenir suffisamment d'oxygène pour assurer un débit de 10L/min pour le parcours le plus long.	
— Régulateurs	
• conformes au sous-paragraphe 1 de l'article 21	2
— Masques à oxygène à concentration variable	2
— Ambus avec masque	1
— Lunettes nasales	2
— Support pour bonbonne d'oxygène portative	1

ÉQUIPEMENT DE SAUVETAGE

Équipement de sauvetage	**Quanti**
— Extincteurs	
• à poudre sèche ABC de 2,27 kg	2

— Ensemble d'outils comprenant tournevis, pince, clé à molette, etc.	1
— Triangles phosphorescents avec support	3
— Lampes	
• scellées 6 volts	2
• de signalisation 6 volts	3
• 12 volts (type Q-Beam)	1
• à piles sèches	2
— Chaîne à grosses mailles 9,525 mm et crochets	1
— Câbles de polyamide-polyester (9,525 mm, 50 pi)	2
— Tirfor et palan	1
— Grilles antidérapantes	2
— Hache	1
— Barre métallique (Crow-bar) (1 m) (1,5 m)	1 1
— Pelle	1
— Corset de dégagement et d'immobilisation	1
— Ensemble de câbles de démarrage	1

ANNEXE 3
(a. 20.2 et 21.1)

PROGRAMME DE FORMATION DU PRÉPOSÉ AU VÉHICULE DE PREMIERS SOINS

1. **Établissements visés**

Ce programme s'applique aux établissements du secteur « Exploitation forestière » où l'employeur est tenu d'avoir des préposés au véhicule de premiers soins en vertu du règlement sur les normes minimales de premiers secours et de premiers soins.

2. **But du programme**

Permettre à toute personne désignée par son employeur pour être préposé au véhicule de premiers soins d'acquérir des connaissances théoriques et pratiques en soins préhospitaliers, dans le but d'intervenir de façon rapide et efficace, dès les premiers instants de l'accident, auprès de toute personne nécessitant des soins d'urgence sur les lieux de travail.

3. **Objectif opérationnel**

L'employeur est réputé avoir satisfait à l'obligation d'avoir des préposés au véhicule de premiers soins, s'il s'assure que le nombre adéquat de personnes a suivi et réussi la formation de base requise par le programme et le recyclage pratique et théorique selon la fréquence exigée.

4. Contenu du programme

	Heures
Rôles et responsabilités	1
Aspect légal	2
Terminologie médicale	3
Introduction aux systèmes	4
Examen physique du bénéficiaire (travailleur)	8
Réanimation cardio-respiratoire	12
Système respiratoire	4
Système cardio-vasculaire	6
Système nerveux (tête-colonne)	9
Blessures aux yeux	3
Système locomoteur	10
Système digestif	3
Lésions des tissus mous	5
Troubles du métabolisme	2
Aspects psychologiques	3
Sauvetage - Désincarcération, manipulation de civière et simulation	30
Opération d'un véhicule ambulancier	12
Oxygénothérapie	5
Fluides et solutés	5
Véhiculer un bénéficiaire en fonction de son état (transport)	2
Communications	1
Stage	30
	160

Recyclage (pratique: 16 heures; théorique: 8 heures): 24 hres/année

Annexe II

Situations où les pompiers professionnels interviennent

- Alimenter avec une génératrice (ex. système de chauffage et autres).
- Aller chercher une victime sous des débris.
- Aller chercher une personne prise dans les hauteurs (ex. arbre, poteau, toit).
- Aller chercher une personne coincée dans un ascenseur.
- Aller chercher une personne à la dérive.
- Aller chercher un bateau à la dérive.
- Arrêter l'écoulement de tête d'extincteur.
- Assurer la protection sur les lieux (ex. accident, exposition, fil tombé et autres).

- Couper des branches d'arbre touchant un fil électrique.

- Dégager des enfants pris entre des barreaux.
- Dégager des victimes (ex. dans une automobile et autres).
- Dégorgement d'incinérateur.
- Déplacement de débris (ex. dans un bâtiment, sur la voie publique, un arbre tombé).
- Donner les premiers secours (ex. dans une automobile et autres).

- Empêcher un liquide inflammable de se répandre.
- Enfant enseveli dans la neige.
- Enlever la senteur avec le vaporisateur.
- Extinction d'incendie.

- Faire évacuer un bâtiment.
- Fermer un extincteur automatique à cause d'un bris majeur ou de tuyaux brisés.

- Installer des barricades ou cordages pour interdire l'accès à un lieu.
- Installer des digues pour contenir une inondation.

- Laver la chaussée ou appliquer un absorbant.

- Obstruction d'une ouverture avec bâche.
- Ouverture de portes (ex. clé oubliée).

- Personne ensevelie sous terre.
- Pomper l'eau dans un bâtiment inondé.
- Pomper l'eau d'un réseau d'égouts.
- Pomper l'eau pour contenir l'inondation d'un cours d'eau.
- Protection préventive sur les lieux d'un accident.

- Réanimateur à l'usage d'un citoyen.
- Recherches pour dépister la cause d'un incendie.
- Recherches pour trouver un engin explosif.
- Recherches sous-marines de la police.
- Rétablir un système d'alarme.

- Sauver des personnes en train de se noyer.
- Sauvetage de personnes.
- Secourir des personnes lors de tempêtes de neige.

- Transport de victimes.

- Utilisation d'échelles aériennes.

- Visites de prévention.

Source : ***Rapport de l'étude sur la santé et la sécurité du travail dans les services d'incendie municipaux*, CSST, octobre 1984.**

Bibliographie

AMBULANCE SAINT-JEAN. *Premier sur les lieux,* Le Prieuré du Canada de l'Ordre très vénérable de l'Hôpital de Saint-Jean de Jérusalem, 1995, 136 p. (cahier d'activités)

CAMPBELL, J. E., *BTLS: Basic trauma life support,* Brady, Prentice-Hall, 1996, 342 p.

CHASSAIGNE, M., C. DEBRAS et Y. LOUVILLE. *Ranimation. Premiers secours,* Éditions Flammarion, Médecine-Sciences, collection des manuels d'enseignement de la Croix-Rouge française, Paris, 1988, 259 p.

CLSC Centre-Sud. *Premiers soins en milieu industriel.* (document inédit)

CROIX-ROUGE CANADIENNE. *Le maillon vital*, Mosby-Lifeline, 1994, 283 p.

CROSBY, L. A. et D. G. LEWALLEN. *Emergency Care and Transportation of the Sick and Injured,* American Academy of Orthopaedic Surgeons, Chicago, Illinois, 1995, 766 p.

FONDATION CANADIENNE DES MALADIES DU CŒUR. *La réanimation cardiorespiratoire. Guide complet de la RCR,* 1993, 87 p.

HYDRO-QUÉBEC. *Prudent sur toute la ligne,* Hydro-Québec, 1983, 36 p.

JAMA. « Guidelines for Cardiopulmonary Resuscitation and Emergency Cardiac Care », The Journal of the American Medical Association, octobre 1992, vol. 268, n° 16, p. 2171-2302.

LAFFONT, A. et F. DURIEUX. *Encyclopédie médico-chirurgicale,* Éditions techniques, Paris, 1992.

NATIONAL ASSOCIATION OF EMERGENCY MEDICAL TECHNICIANS. *PHTLS: Basic and Advanced Pre-hospital Trauma Life Support,* Mosby Lifeline, 1994, 396 p.

SAFAR, P. et N.-G. BIRCHER. *La réanimation cardiorespiratoire et cérébrale d'urgence,* Édition Arnette, Paris, 1989, 419 p.

SANDERS, M. J. *Paramedic textbook,* Mosby Lifeline, 1994, 1048 p.

ST-PIERRE, L. et M. LEBLANC. *L'ABC des premiers gestes pour sauver une vie,* Service auxiliaire canadien de sauvetage maritime, Québec, 1994, 194 p.

Bibliographie du chapitre 22

ASSOCIATION DES HÔPITAUX DU CANADA. *Affections reliées au VIH : Guide relatif aux principes directeurs à l'intention des établissements de santé,* 1988, 15 p.

CENTER FOR DISEASE CONTROL. « Universal Precautions for Prevention of Transmission of Human Immunodeficiency Virus, Hepatitis B, and Other Bloodborne Pathogens in Health-Care Settings » (Update), Morbidity and Mortality Weekly Report, vol. 37, n° 54, 1988, p. 377-388.

CENTRE CANADIEN D'HYGIÈNE ET DE SÉCURITÉ AU TRAVAIL. *Précautions relatives au SIDA,* Infogram médical M-A01, M-AO2, M-A07 et M-A09, 1989.

NATIONAL COMMITTEE FOR CLINICAL LABORATORY STANDARDS. *Protection for Laboratory Workers from Infectious Disease Transmitted by Blood, Body Fluids, and Tissue,* Tentative Guideline, NCCLS Document M29-T, Villanova, Pa.: NCCLS, 1989, 137 p.

OCCUPATIONAL HEALTH & SAFETY. *Aids and The Workplace. Information About AIDS* (AWP-01), 1988, 15 p.

OCCUPATIONAL HEALTH & SAFETY. *Aids and The Workplace. Universal Precautions for Workers Who May Be Exposed to HIV* (AWP-OZ), 1988, 10 p.

OCCUPATIONAL HEALTH & SAFETY AND CANADIAN PETROLEUM ASSOCIATION. *Infectious Disease Issues in Resuscitation Training and Respirator Use,* 1987, 9 p.

OLIVIER, Clément et Réjean THOMAS. *Le sida, un nouveau défi médical,* Association des médecins de langue française du Canada, deuxième édition revue et augmentée, 1990, 407 p.

ORGANISATION MONDIALE DE LA SANTÉ (OMS). *Guide concernant le sida et les premiers secours sur le lieu de travail,* Série SIDA 7, 1990, 12 p.

SANTÉ ET BIEN-ÊTRE SOCIAL CANADA. *Recommandations visant à prévenir la transmission du VIH en milieu de soins,* Rapport hebdomadaire des maladies au Canada, Supplément, vol. 1353, 1987, 11 p.

SANTÉ ET BIEN-ÊTRE SOCIAL CANADA. *Guide de prévention des infections - Techniques d'isolement et précautions,* 1990, 71 p.

Index

Si conscient = NITROLINgual Placébo

Nitro -> 3 x à toutes les 5 min

Pal vérusateur